U0321082

图书在版编目（CIP）数据

本草纲目 /（明）李时珍著；宋海峰编. --西安：三秦出版社，2017.9（2018.8重印）

（中华经典国学口袋书 / 徐喜平主编）

ISBN 978-7-5518-1600-7

Ⅰ. ①本… Ⅱ. ①李… ②宋… Ⅲ. ①《本草纲目》 Ⅳ. ①R281. 3

中国版本图书馆CIP数据核字（2017）第195435号

出 品 人　支旭仲
项目策划　匡俊英　白忠平
责　　编　何飞燕　屈秋谷
封面设计　陈　非
版式设计　高东海
内文排版　白英华

出版发行　陕西新华出版传媒集团　三秦出版社
地　　址　西安市北大街147号
电　　话　（029）87205121
网　　址　http: / / www.sqcbs.cn

规　　格　720mm × 910mm　1/32
　　　　　印张7　彩插7　字数62千字
印　　刷　西安新华印务有限公司（独家承印）
版　　次　2017年9月第1版　　2018年8月第3次印刷
标准书号　ISBN 978-7-5518-1600-7
定　　价　18.00元

凡有缺页、倒页、脱页，可与工厂直接调换。电话：029-84273850

出版说明

中华文明源远流长，上下五千年，圣贤相继，英才辈出，他们殚精竭虑、呕心沥血，为后人留下了一部部经典作品。这些“经典”如同金砖玉瓦，构建成了一座金碧辉煌的殿堂，我们称之为“国学”。其内容宏富，博大精深，可谓是中华思想文明的浓缩，中国传统文化的精髓，是先贤遗留下的宝贵精神财富，值得好好传承和大力弘扬。越来越多的人们认识到其价值，读国学、诵经典的热潮正在蓬勃兴起，既有数字阅读的风生水起，更有坚守或者回归传统纸质阅读的蔚然成风。

读纸质书，无疑有着其他阅读方式所无法比拟的独特体验，一册在手，可以边读边做批注、写札记、勾画重点，也可以掩卷深思，细细品读。这种探究式阅读方式，有利于人们学习知识、启迪智慧、提升修养、提高境界，也有利于培养孩子们安静学习、锤炼思想、闻着书香做学问的良好习惯。

为了倡导全民阅读，特别是推进纸质阅读，营造爱书、品书氛围，同时考虑到当下人们的生活日趋丰富多彩且节奏加快，闲暇时间越来越碎片化，读书时间相对减少，我们从浩如烟海的国学经典中精心遴选了80部，并对书的内容作了适度精简，编辑出版了“中华经典国学口袋书”系列丛书，希望吸引更多的人回归传统阅读，重视国学经典。“口袋书”，顾名思义就是可以放在口袋里的书籍，其目的就是为读者奉献易于携带、便于翻阅、开卷有益的精神食粮。使他们于居家出行、茶余饭后，随时信手展读，含英咀华，增知怡情。

本丛书涵盖了经史子集、诗词曲赋、笔记信札、经典名句赏析，可谓贯通古今、包罗万象，能够最大限度满足各层面读者的阅读需求。书中既有对照古籍原文的“白话文”，又有介绍典故出处、时代背景、人物事迹等辅助阅读的“注释”，还配以帮助读者理解和提高的“赏析”。使对国学造诣程度各异的读者都可以做到读通、读懂，真正做到了老少皆宜、雅俗共赏。

这套书不仅在内容上编排严谨、注解精当；在外观上也充分彰显书籍之美，版式新颖，设计考究、印装精美，必定会成为您工作生活中的良师益友，带给您全新的阅读感受。

前　言

《本草纲目》为明代著名本草学家、医学家、博物学家李时珍所撰，被誉为“东方药学巨典”，它集中体现了中国古代医学所取得的伟大成就，是取之不尽的中华医学知识宝库。自问世以来，一直以其前无古人，后无来者之雄姿独占中国古代药学之鳌头，成为中国古代药学史上部头最大、内容最丰富的巨著，曾被英国生物学家达尔文誉为“中国的百科全书”。

《本草纲目》共有52卷，载有药物1892种，其中载有新药374种，收集医方11096个，书中还绘制了1160幅精美的插图，是我国医药宝库中的一份珍贵遗产。它的成就，首先在药物分类上改变了原有上、中、下三品分类法，采取了“析族区类，振纲分目”的科学分类。它把药物分矿物药、植物药、动物药。又将矿物药分为金部、玉部、石部、卤部四部。植物药一类，根据植物的性能、形态、及其生长的环境，区别为草部、谷部、菜部、果部、木部等 5 部；草部又分为山草、芳草、醒草、毒草、水草、蔓草、石草等小类。动物一类，按低级向高级进化的顺序排列为虫部、鳞部、介部、禽部、兽部、人部等 6 部，还有服器部。《本草纲目》共分为 16 部 62 类。

《本草纲目》不仅在药物学方面有巨大成就，在化学、地质、天文等方面，都有突出贡献。它在化学史上，较早地记载了纯金属、金属、金属氯化物、硫化物等一系列的化学反应。同时又记载了蒸馏、结晶、升华、沉淀、干燥等现代化学中应用的一些操作方法。

目 录

草 部

谷部

菜 部

果 部

木部

虫 部

鳞 部

介 部

禽　部

草部

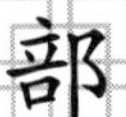

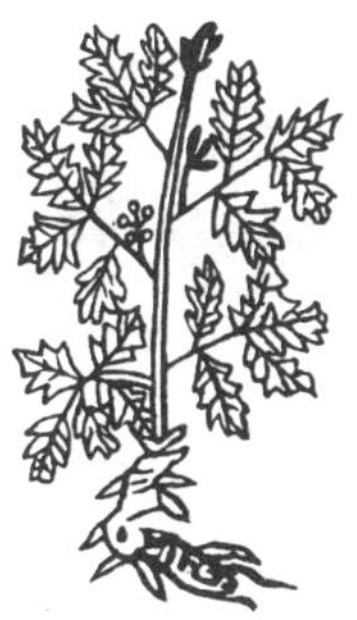

甘　　草

【释名】蜜甘（《别录》）、蜜草（《别录》）、美草（《别录》）、蕗草（《别录》）、灵通（《记事珠》）、国老（《别录》）。李时珍说：大径寸而结紧断纹者，为佳，谓之粉草；其轻虚细小者，皆不及之。

根

【集解】李时珍说：方书炙甘草皆用长流水蘸湿炙之，至熟刮去赤皮，或用浆水炙熟，未有酥炙、酒蒸者。大抵补中宜炙用；泻火宜生用。

【气味】甘，平，无毒。李时珍说：通入手足十二经。

【主治】五脏六腑寒热邪气，坚筋骨，长肌肉，倍气力，金疮解毒。（《本经》）

梢

【主治】生用治胸中积热，去茎中痛，加酒煮玄胡索、苦楝子尤妙。（元素）

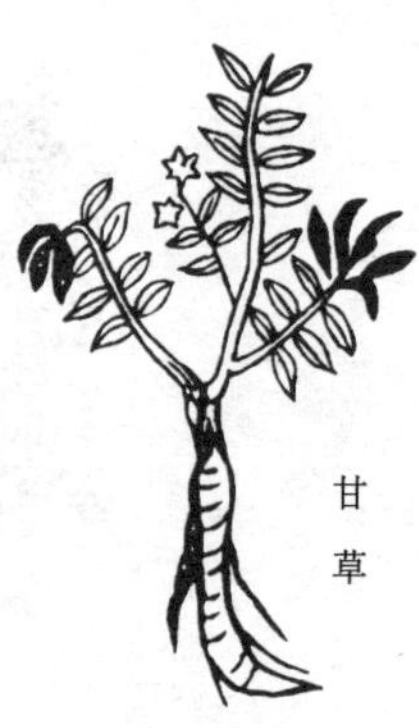

头

【主治】主痈肿，宜入吐药。（时珍）

【发明】李时珍说：甘草外赤中黄，色兼坤离；味浓气薄，资全土德，协和群品，有元老之功；普治百邪，得王道之化，赞帝力而人不知，敛神功而己不与，可谓药中之良相也。然中满、呕吐，酒客之病，不喜其甘；而大戟、芫花、甘遂、海藻，与之相反，是亦迂缓不可以救昏昧，而君子尝见嫉于宵人之意欤？

【附方】伤寒心悸，脉结代者：甘草二两，水三升，煮一半，服七合，日一服。（《伤寒类要》）

人　参

【释名】人葠（音参。或省作葠）、黄参（吴普）、血参（《别录》）、人衔（《本经》）、鬼盖（《本经》）、神草（《别录》）、土精（《别录》）、地精（《广雅》）、海腴、皱面还丹（《广雅》）。时珍曰：人葠年深，浸渐长成者，根如人形，有神，故谓之人葠、神草。葠字从葠，亦浸渐之义。葠即浸字，后世因字文繁，遂以参星之字代之，从简便尔。

【集解】李时珍说：上党，今潞州也。民以人参为地方害，不复采取。今所用者皆是辽参，其高丽、百济、新罗三国，今皆属于朝鲜矣。

根

【气味】甘，微寒，无毒。

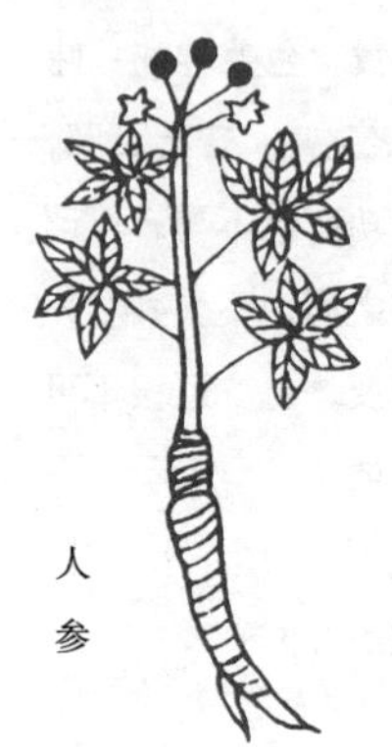

【主治】治男妇一切虚证，发热自汗，眩运头痛，反胃吐食，痎疟，滑泻久痢，小便频数淋沥，劳倦内伤，中风中暑，痿痹，吐血、嗽血、下血，血淋、血崩，胎前产后诸病。（时珍）

【发明】言闻说：人参生用气凉，熟用气温；味甘补阳，微苦补阴。人参气味俱薄。气之薄者，生降熟升；味之薄者，生升熟降。如土虚火旺之病，则宜生参，凉薄之气，以泻火而补土，是纯用其气也；脾虚肺怯之病，宜用熟参，甘温之味，以补土而生金，是纯用其味也。

【附方】脾胃虚弱，不思饮食：生姜半斤（取汁），白蜜十两，人参（末）四两，银锅煎成膏，每米饮调服一匙。（《普济方》）

沙　参

【释名】白参（吴普）、知母（《别录》）、羊乳（《别录》）、羊婆奶（《纲目》）、铃儿草（《别录》）、虎须（《别录》）、苦心（《别录》：又名文希，一名识美，一名志取）。

【集解】《别录》记载：沙参生河内川谷及冤句般

阳续山，二月、八月采根曝干。又名：羊乳，一名地黄，三月采，立夏后母死。

根

【气味】苦，微寒，无毒。

【主治】血积惊气，除寒热，补中，益肺气。（《本经》）清肺火，治久咳肺痿。（时珍）

【发明】元素曰：肺寒者，用人参；肺热者，用沙参代之，取其味甘也。

【附方】肺热咳嗽：沙参半两，水煎服之。（《卫生易简方》）

桔　梗

【释名】白药（《别录》）、梗草（《别录》）、荠苨（《本经》）。时珍说：此草之根结实而梗直，故名。桔梗、荠苨乃一类，有甜、苦二种，故《本经》桔梗一名荠苨，而今俗呼荠苨为甜桔梗也。至《别录》始出荠苨条，分为二物，然其气味功用皆不同，当以《别录》为是。

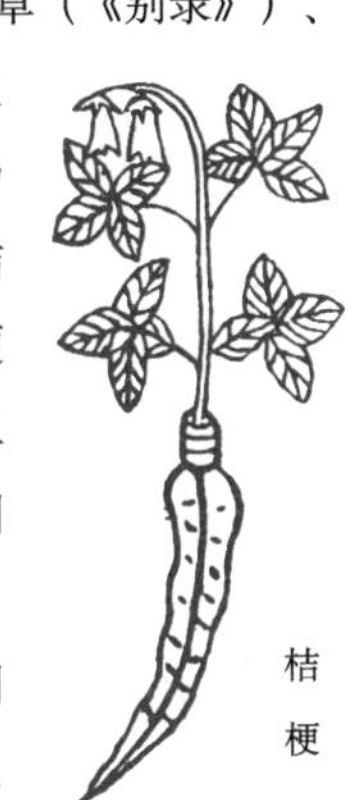
桔梗

【集解】（根）时珍曰：今但刮去浮皮，米泔水浸一夜，切片微炒用。

【气味】辛，微温，有小毒。时珍曰：当以苦、辛、平为是。

【主治】胸胁痛如刀刺，腹满肠鸣幽幽，惊恐悸气（《本经》）；主口舌生疮，赤目肿痛。（时珍）

【发明】时珍曰：朱肱《活人书》治胸中痞满不痛，用桔梗、枳壳，取其通肺利膈下气也。张仲景《伤寒论》治寒实结胸，用桔梗、贝母、巴豆，取其温中消谷破积也。又治肺痈唾脓，用桔梗、甘草，取其苦辛清肺，甘温泻火，又能排脓血、补内漏也。其治少阴证二三日咽痛，亦用桔梗、甘草，取其苦辛散寒，甘平除热，合而用之，能调寒热也。后人易名甘桔汤，通治咽喉口舌诸病。

【附方】肺痈咳嗽，胸满振寒，脉数咽干，不渴，时出浊唾腥臭，久久吐脓如粳米粥者，桔梗汤主之：桔梗一两，甘草二两，水三升，煮一升，分温再服。朝暮吐脓血则瘥（张仲景《金匮玉函方》）；喉痹毒气：桔梗二两，水三升，煎一升，顿服。（《千金方》）

萎　　蕤

【释名】女萎（《本经》）、葳蕤（吴普）、萎移（音威移）、委萎（《尔雅》）、萎香（《纲目》）、荧（音行，《尔雅》）、玉竹（《别录》）、地节（《别录》）。时珍曰：按黄公绍《古今韵会》云：葳蕤，草木叶垂之貌。此草根长多须，如冠缨下垂之緌而有威仪，故以名之。凡羽盖旌旗之缨緌，皆象葳蕤，是矣。

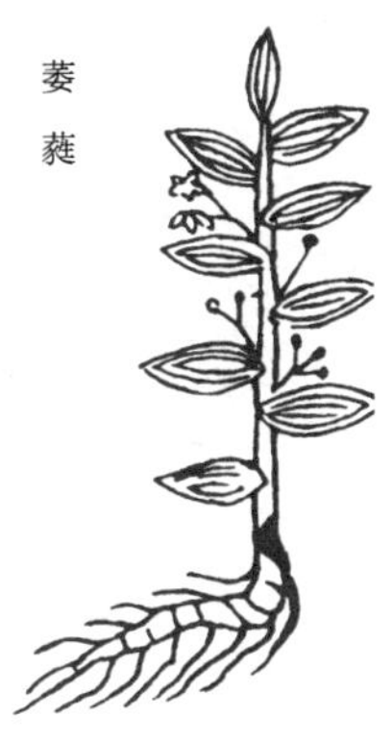

【正误】李时珍说：《本经》女萎，乃《尔雅》委萎二字，即《别录》萎蕤也，上古钞写讹为女萎尔。古方治伤寒风虚用女萎者，即萎蕤也，皆承本草之讹而称之。诸家不察，因中品有女萎名字相同，遂致费辩如此。今正其误，只依《别录》书萎蕤为纲，以便寻检。其治泄痢女萎，乃蔓草也，见本条。

【集解】陶弘景说：今处处有之。根似黄精，小异。服食家亦用之。

根

【修治】雷敩说：凡使勿用黄精并钩吻，二物相似。萎蕤节上有须毛，茎斑，叶尖处有小黄点，为不同。采得以竹刀刮去节皮，洗净，以蜜水浸一宿，蒸了焙干用。

【气味】甘，平，无毒。

【主治】主风温自汗灼热，及劳疟寒热，脾胃虚乏，男子小便频数，失精，一切虚损。（时珍）

【发明】李时珍说：萎蕤性平味甘，柔润可食。故朱肱《南阳活人书》治风温自汗身重，语言难出，用萎蕤汤，以之为君药。予每用治虚劳寒热痁疟，及一切不足之证，用代参、耆，不寒不燥，大有殊功，不止于去风热湿毒而已，此昔人所未阐者也。

【附方】痫后虚肿小儿痫病瘥后，血气上虚，热在皮肤身、面俱肿。萎蕤、葵子、龙胆、茯苓、前胡等分，为末。每服一钱，水煎服。（《圣济总录》）

【附录】鹿药。（《开宝》）李时珍说：胡洽居士言鹿食九种解毒之草，此其一也。或云即是萎蕤，理亦近之。姑附以俟考访。

肉 苁 蓉

【释名】李时珍说：此物补而不峻，故有从容之号。

【修治】雷敩说：凡使先须清酒浸一宿，至明以棕刷去沙土浮甲，劈破中心，去白膜一重，如竹丝草样。有此，能隔人心前气不散，令人上气也。以甑蒸之，从午至酉取出，又用酥炙得所。

【气味】甘，微温，无毒。《别录》曰：酸、咸。

【主治】五劳七伤，补中，除茎中寒热痛，养五脏，强阴，益精气，多子，妇人症瘕。久服轻身。（《本经》）

【发明】王好古说：命门相火不足者，以此补之，乃肾经血分药也。

【附方】补益劳伤，精败面黑：用苁蓉四两，水煮令烂，薄切细研精羊肉，分为四度，下五味，以米煮粥空心食。（《药性论》）

赤箭　天麻

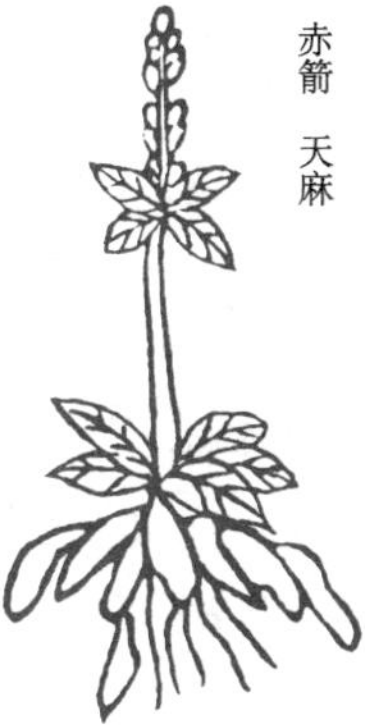

【释名】李时珍说：赤箭，以状而名，天麻即赤箭之根。

赤箭　天麻

【集解】李时珍说：《本经》止有赤箭，后人称为天麻。

【正误】李时珍说：陈氏所说，乃一种天麻草，是益母草之类是也。《嘉祐本草》误引入天麻下耳。今正其误。

【修治】雷敩说：修事天麻十两，锉安于瓶中。用蒺藜子一镒，缓火熬焦，盖于天麻上，以三重纸封系，从巳至未取出。蒺藜炒过，盖系如前，凡七遍。用布拭上气汗，刀劈焙干，单捣用。若用御风草，亦同此法。李时珍说：此乃治风痹药，故如此修事也。若治肝经风虚，惟洗净，以湿纸包，于糠火中煨熟，取出切片，酒浸一宿，焙干用。

【气味】辛，温，无毒。大明说：甘，暖。

【主治】蛊毒恶气。久服益气力，长阴肥健，主诸风湿痹，四肢拘挛，小儿风痫惊气，利腰膝，强筋力。（《开宝》）治风虚眩晕头痛。（元素）

【发明】李时珍说：天麻乃肝经气分之药。《素问》云：诸风掉眩，皆属于肝。故天麻入厥阴之经而治诸病。

按罗天益云：眼黑头旋，风虚内作，非天麻不能治。天麻乃定风草，故为治风之神药。今有久服天麻药，遍身发出红丹者，是其祛风之验也。

【附方】天麻丸：消风化痰，清利头目，宽胸利膈。治心忪烦闷，头晕欲倒，项急，肩背拘倦，神昏多睡，肢节烦痛，皮肤瘙痒，偏正头痛，鼻齆，面目虚浮，并宜服之。天麻半两，芎䓖二两，为末，炼蜜丸如芡子大。每食后嚼一丸，茶、酒任下。（《普济方》）；腰脚疼痛：天麻、半夏、细辛各二两，绢袋二个，各盛药令匀，蒸热交互熨痛处，汗出则愈。数日再熨。（《卫生易简方》）

白　术

【释名】李时珍说：按《六书》本义，术字篆文，象其根干枝叶之形。《吴普本草》一名山芥，一名天蓟。因其叶似蓟，而味似姜、芥也。

【集解】白术，枹蓟也，吴越有之。人多取根栽莳，一年即稠。嫩苗可茹，叶稍大而有毛。根如指大，状如鼓槌，亦有大如拳者。并以秋采者佳，春采者虚软易坏。

【气味】甘，温，无毒。

【主治】风寒湿痹，死肌痉疸，止汗除热消食。（《本经》）

【附方】老小滑泻：白术半斤，黄土炒过，山药四

两炒，为末，饭丸。量人大小，米汤服。或加人参三钱。（《濒湖集简方》）

狗　脊

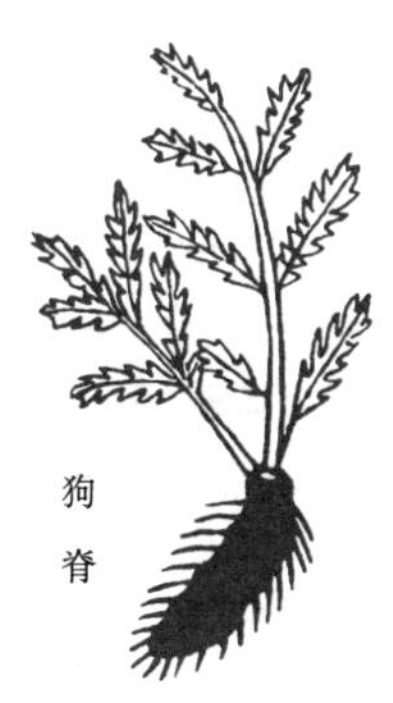

【释名】苏恭说：此药苗似贯众，根长多岐，状如狗之脊骨，而肉作青绿色，故以名之。

【集解】李时珍说：狗脊有二种：一种根黑色，如狗脊骨；一种有金黄毛，如狗形，皆可入药。其茎细而叶花两两对生，正似大叶蕨，比贯众叶有齿，面背皆光。其根大如拇指，有硬黑发簇之。

【气味】苦，平，无毒。

【主治】腰背强，关机缓急，周痹寒湿膝痛，颇利老人。（《本经》）

【附方】男子诸风：四宝丹：用金毛狗脊，盐泥固济，煅红去毛，苏木、萆薢、川乌头（生用）等分，为末，米醋和丸梧子大。每服二十丸，温酒、盐汤下。（《普济方》）

固精强骨：金毛狗脊、远志肉、白茯神、当归身等分，为末，炼蜜丸梧子大。每酒服五十丸。（《集简方》）

巴 戟 天

【释名】李时珍说：名义殊不可晓。

【修治】李时珍说：今法惟以酒浸一宿，锉焙入药。若急用，只以温水浸软去心也。

【气味】辛，甘，微温，无毒。

【主治】大风邪气，阴痿不起，强筋骨，安五脏，补中增志益气。（《本经》）

【发明】王好古说：巴戟天，肾经血分药也。

淫 羊 藿

【释名】仙灵脾（《唐本》）、放杖草（《日华》）、弃杖草（《日华》）、千两金（《日华》）、干鸡筋（《日华》）、黄连祖（《日华》）、三枝九叶草（《图经》）、刚前（《本经》）。李时珍说：豆叶曰藿，此叶似之，故亦名藿。仙灵脾、千两金、放杖、刚前，皆言其功力也。鸡筋、黄连祖，皆因其根形也。柳子厚文作仙灵毗，入脐曰毗，此物补下，于理尤通。

【集解】《别录》记载：淫羊藿生上郡阳山山谷。

根、叶

【修治】雷敩说：凡使时呼仙灵脾，以夹刀夹去叶四畔花枝，每一斤用羊脂四两拌炒，待脂尽为度。

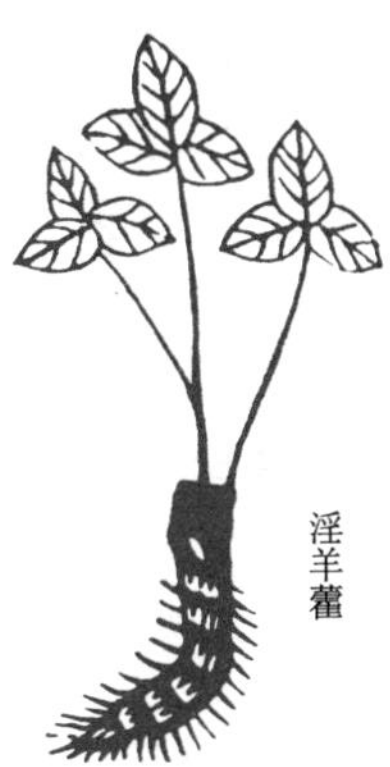

【气味】辛，寒，无毒。

【主治】阴痿绝伤，茎中痛，利小便，益气力，强志。(《本经》)

【发明】李时珍说：淫羊藿味甘气香，性温不寒，能益精气，乃手足阳明、三焦、命门药也，真阳不足者宜之。

【附方】仙灵脾酒益丈夫兴阳，理腰膝冷。用淫羊藿一斤，酒一斗，浸三日，逐时饮之。（《食医心镜》）

地　榆

【释名】玉豉、酸赭。陶弘景说：它的叶子似榆而长，初生布地，故名。其花子紫黑色如豉，故又名玉豉。

【集解】《别录》记载：地榆，生桐柏及冤句山谷，二月、八月采根曝干。又曰：酸赭生昌阳山，采无时。

根

【气味】苦，微寒，无毒。

【主治】妇人乳产痓痛七伤，带下五漏，止痛止汗，除恶肉，疗金疮。（《本经》）

【发明】苏颂说：古者断下多用之。

【附方】赤白下痢，骨立者：地榆一斤，水三升，煮一升半，去滓，再煎如稠饧，绞滤，空腹服三合，日再服。（崔元亮《海上方》）

叶

【主治】作饮代茶，甚解热。（苏恭）

丹　参

【释名】赤参（《别录》）。李时珍说：五参五色配五脏。故人参入脾曰黄参，沙参入肺曰白参，玄参入肾曰黑参，牡蒙入肝曰紫参，丹参入心曰赤参。其苦参则右肾命门之药也。古人舍紫参而称苦参，未达此义尔。

【集解】李时珍说：处处山中有之。一枝五叶，叶如野苏而尖，青色皱毛。小花成穗如蛾形，中有细子。其根皮丹而肉紫。

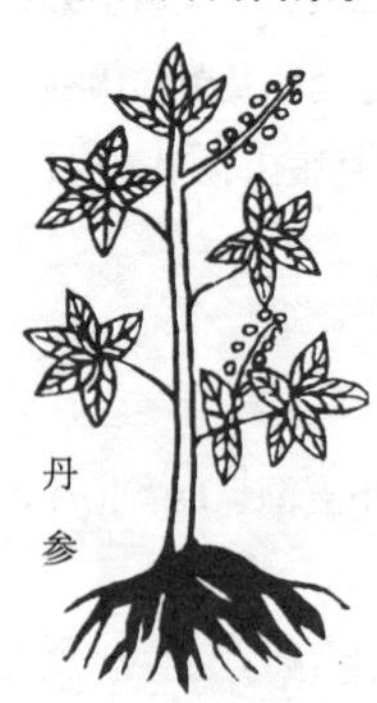
丹参

【气味】（根）苦，微寒，无毒。

【主治】心腹邪气，肠鸣幽幽如走水，寒热积聚，破症除瘕，止烦满，益气。（《本经》）

【发明】李时珍说：丹参色赤味苦，气平而降，阴中之阳也。入手少阴、厥阴之经，心与包络血分药也。

【附方】丹参散：治妇人经脉不调，或前或后，或多或少，产前胎不安，产后恶血不下，兼治冷热劳，腰脊痛，骨节烦疼。用丹参洗净，切晒为末。每服二钱，温酒调下。（《妇人明理方》）

白　头　翁

【释名】野丈人（《本经》）、胡王使者（《本经》）、奈何草（《别录》）。李时珍说：丈人、胡使、奈何，皆状老翁之意。

【集解】《别录》记载：白头翁生高山山谷及田野，四月采。

根

【气味】苦，温，无毒。

【主治】温疟狂易寒热，症瘕积聚瘿气，逐血止痛，疗金疮。（《本经》）

【发明】李颂说：俗医合补下药甚验，亦冲人。

【附方】白头翁汤：治热痢下重。用白头翁二两。黄连、黄柏、秦皮各三两，水七升，煮二升，每服一升，不愈更服。妇人产后痢虚极者，加甘草、阿胶各二两。（仲景《金匮玉函方》）

三　七

【释名】山漆（《纲目》）、金不换。

【集解】李时珍说：生广西南丹诸州番峒深山中，采根曝干，黄黑色。团结者，状略似白芨；长者如老干地黄，有节。味微甘而苦，颇似人参之味。

根

【气味】甘、微苦，温，无毒。

【主治】止血散血定痛，金刃箭伤、跌扑杖疮、血出不止者，嚼烂涂，或为末掺之，其血即止。亦主吐血衄血，下血血痢，崩中经水不止，产后恶血不下，血运血痛，赤目痈肿，虎咬蛇伤诸病。（时珍）

【发明】李时珍说：此药近时始出，南人军中用为金疮要药，云有奇功。

【附方】大肠下血：三七研末，同淡白酒调一二钱服，三服可愈。加五分入四物汤，亦可。（《濒湖集简方》）

叶

【主治】折伤跌扑出血，敷之即止，青肿，经夜即散，余功同根。（时珍）

黄　连

【释名】王连（《本经》）、支连（《药性》）。时珍曰：其根连珠而色黄，故名。

【集解】《别录》记载：黄连生巫阳川谷及蜀郡太山之阳，二月、八月采根。

根

【修治】雷敩说：凡使以布拭去肉毛，用浆水浸二伏时，漉出，于柳木火上焙干用。

【气味】苦，寒，无毒。

【主治】热气，目痛眦伤泣出，明目，肠澼腹痛下痢，妇人阴中肿痛。久服令人不忘。（《本经》）

【发明】王好古说：黄连苦燥，苦入心，火就燥。

【附方】心经实热泻心汤：用黄连七钱，水一盏半，煎一盏，食远温服。小儿减之。（《和剂局方》）

黄　芩

【释名】腐肠（《本经》）、空肠（《别录》）、内虚（《别录》）、妒妇（吴普）、经芩（《别录》）、黄文（《别录》）、印头（吴普）、苦督邮（《记事》）、内实者名子芩（弘景）、条芩（《纲目》）、豘尾芩（《唐本》）、鼠尾芩。

【集解】《别录》记载：黄芩生秭归川谷及冤句，三月三日采根阴干。

根

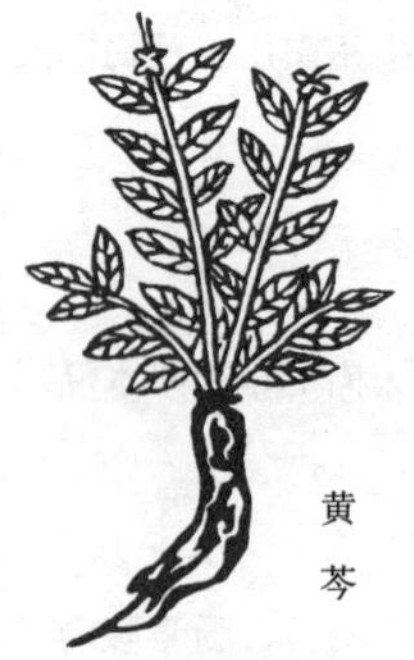

【气味】苦，平，无毒。

【主治】诸热黄疸，肠澼泄痢，逐水，下血闭，恶疮疽蚀火疡。（《本经》）

【发明】罗天益曰：肺主气，热伤气，故身体麻木。又五臭入肺为腥，故黄芩之苦寒，能泻火补气而利肺，治喉中腥臭。

【附方】肺中有火清金丸：用片芩（炒）为末，水丸梧子大。每服二三十丸，白汤下。（《丹溪纂要》）

子

【主治】肠澼脓血。（《别录》）

防　风

【释名】铜芸（《本经》）、茴芸（吴普）、茴草（《别录》）、屏风（《别录》）、蔺根（《别录》）、百枝（《别录》）、百蜚（《吴普》）。李时珍说：防

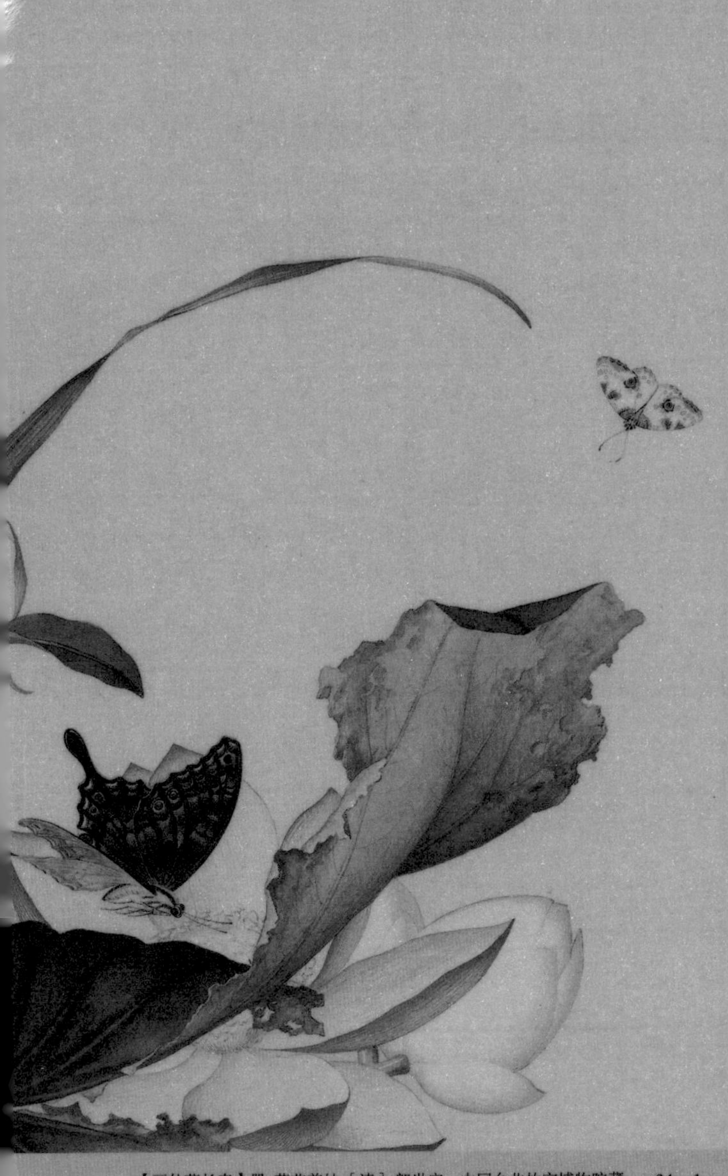

【画仙尊长春】册 荷花慈姑［清］郎世宁 中国台北故宫博物院藏 34－1

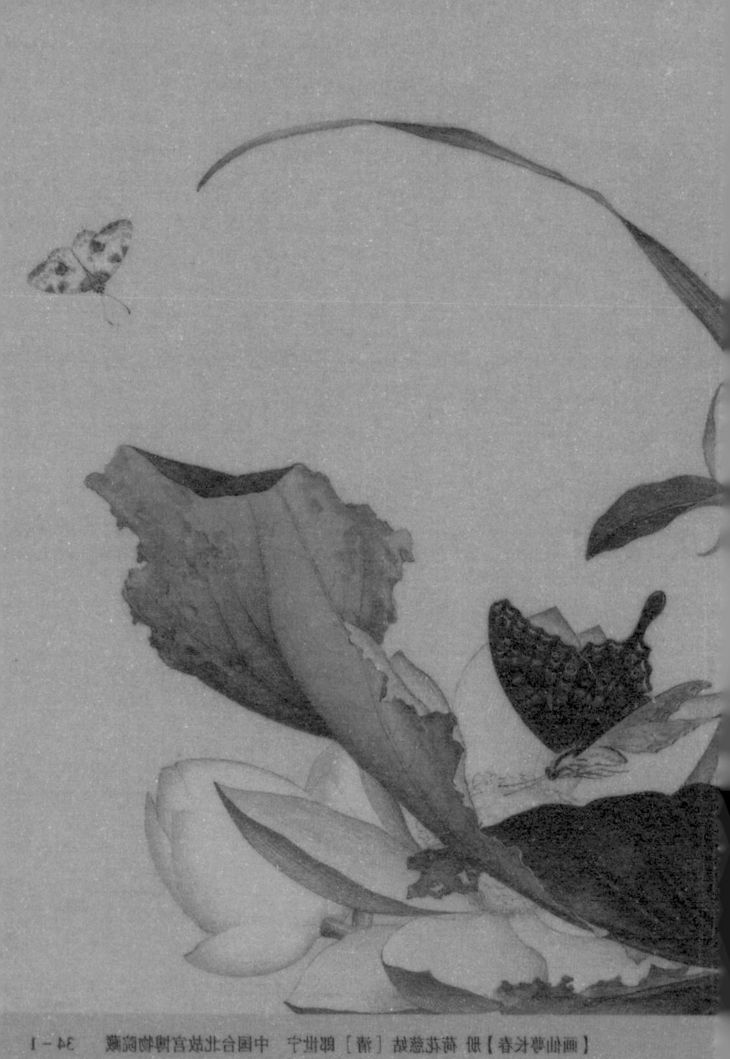

【画仙萼长春】册 荷花慈姑 [清] 郎世宁 中国台北故宫博物院藏 34－1

者，御也。其功疗风最要，故名。

【集解】《别录》记载：防风，生沙苑川泽及邯郸、琅琊、上蔡，二月、十月采根曝干。

【气味】甘，温，无毒。

【主治】大风，头眩痛恶风，风邪目盲无所见，风行周身，骨节疼痹、烦满。（《本经》）

【发明】张元素说：防风，治风通用，身半以上风邪用身，身半以下风邪用梢，治风去湿之仙药也，风能胜湿故尔。能泻肺实，误服泻人上焦元气。

【附方】偏正头风：防风、白芷等分，为末，炼蜜丸弹子大。每嚼一丸，茶清下。（《普济方》）

独　活

【释名】羌活（《本经》）、羌青（《本经》）、独摇草（《别录》）、护羌使者（《本经》）、胡王使者（《吴普》）、长生草。

【集解】《别录》记载：独活，生雍州川谷，或陇西南安，二月、八月采根曝干。

根

【修治】李时珍说：此乃服食家治法，寻常去皮或焙用尔。

【气味】苦、甘，平，无毒。

【主治】风寒所击，金疮止痛，奔豚痫痓，女子疝瘕。久服轻身耐老。（《本经》）

【发明】苏恭说：疗风宜用独活；兼水宜用羌活。

【附方】中风不语：独活一两，酒二升，煎一升，大豆五合，炒有声，以药酒热投，盖之良久，温服三合，未瘥再服。（陈延之《小品方》）

贝　　母

【释名】莔（音萌《尔雅》）、勤母（《别录》）、苦菜（《别录》）、苦花（《别录》）、空草（《本经》）、药实。

【集解】《别录》记载：贝母，生晋地，十月采根曝干。

根

【修治】雷敩说：凡使，先于柳木灰中炮黄，擘破，去内口鼻中有米许大者心一颗，后拌糯米于鏊上同炒，待米黄，去米用。

【气味】辛，平，无毒。

【主治】伤寒烦热，淋沥邪气，疝瘕，喉痹乳难，金疮风痉。（《本经》）

【发明】承曰：贝母能散心胸郁结之气，故《诗》云言：采其莔，是也。作诗者，本以不得志而言。今用治心中气不快、多愁郁者，殊有功，信矣。

【附方】吐血不止：贝母炮研，温浆水服二钱。（《圣惠方》）

山慈姑

【释名】金灯（《拾遗》）、鬼灯檠（《纲目》）、朱姑（《纲目》）、鹿蹄草（《纲目》）、无义草。

【集解】陈藏器说：山慈姑生山中湿地，叶似车前，根如慈姑。

根

【气味】甘、微辛，有小毒。

【主治】痈肿疮、瘘瘰疬、结核等，醋磨敷之。亦剥人面皮，除皯䵴。（藏器）

【附方】牙龈肿痛：红灯笼枝根，煎汤漱吐。（孙天仁《集效方》）

叶

【主治】疮肿，入蜜捣涂疮口，候清血出，效。（慎微）涂乳痈、便毒尤妙。（时珍）

【附方】中溪毒生疮：朱姑叶捣烂涂之。生东间，叶如蒜叶。（《外台秘要》）

花

【主治】小便血淋涩痛，同地柏花阴干，每用三钱，水煎服。（《圣惠》）

水　　仙

【释名】金盏银台。李时珍说：此物宜卑湿处，不可缺水，故名水仙。金盏银台，花之状也。

【集解】机曰：水仙花叶似蒜，其花香甚清。九月初栽于肥壤，则花茂盛，瘦地则无花。五月初收根，以童尿浸一宿，晒干，悬火暖处。若不移宿根更旺。

根

【气味】苦，微辛，滑，寒，无毒。

【主治】痈肿及鱼骨哽。（时珍）

花

【气味】缺。

【主治】作香泽，涂身理发，去风气。又疗妇人五心发热，同干荷叶、赤芍药等分，为末，白汤每服二钱，热自退也。（时珍 出《卫生易简方》）。

藁　本

【释名】藁茇（《纲目》）、鬼卿（《本经》）、地新（《本经》）、微茎（《别录》）。李时珍说：古人香料用之，呼为藁本香。

【集解】李时珍说：江南深山中皆有之。根似芎劳而轻虚，味麻，不堪作饮也。

【气味】(根) 辛，温，无毒。元素曰：足太阳本经药。

【主治】妇人疝瘕，阴中寒肿痛，腹中急，除风头痛。（《本经》）

【发明】元素曰：藁本乃太阳经风药，其气雄壮，寒气郁于《本经》，头痛必用之药，颠顶痛非此不能除。

【附方】大实心痛，已用利药，用此彻其毒：藁本半两，苍术一两，作二服。（《活法机要》）

白　芷

【释名】白茝 (音止，又昌海切)、芳香 (《本经》)、泽芬（《别录》）、苻蓠（《别录》）、虈（许骄切）、莞 (音官)、叶名蒚 (音力) 麻、药 (音约)。李时珍说：徐锴云：初生根干为芷，则白芷之义取乎此也。

【集解】《别录》记载：白芷生河东川谷下泽，二月、八月采根曝干。

根

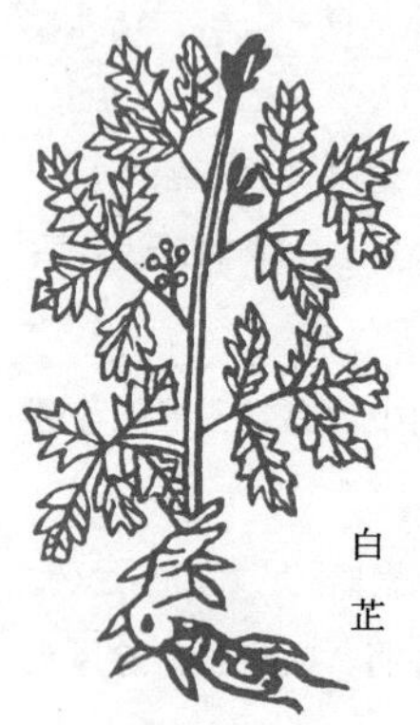
白芷

【修治】李时珍说：今人采根洗刮寸截，以石灰拌匀，晒收，为其易蛀，并欲色白也。入药微焙。

【气味】辛，温，无毒。

【主治】女人漏下赤白，血闭阴肿，寒热，头风侵目泪出，长肌肤，润泽颜色，可作面脂。（《本经》）

【发明】李杲说：白芷疗风通用，其气芳香，能通九窍，表汗不可缺也。

【附方】偏正头风，百药不治，一服便可，天下第一方也。香白芷（炒）二两五钱，川芎（炒）、甘草（炒）、川乌头（半生半熟）各一两，为末。每服一钱，细茶、薄荷汤调下。（《谈野翁试效方》）

芍　药

【释名】将离（《纲目》）、犁食（《别录》）、白术（《别录》）、余容（《别录》）、铤（《别录》）。白者名芍药（《图经》）、赤者名木芍药。李时珍说：芍芍，犹婥约也。婥约，美好貌。此草花容婥约，故以为名。罗愿《尔雅翼》言，制食之毒，莫良于勺，故得药名，亦通。

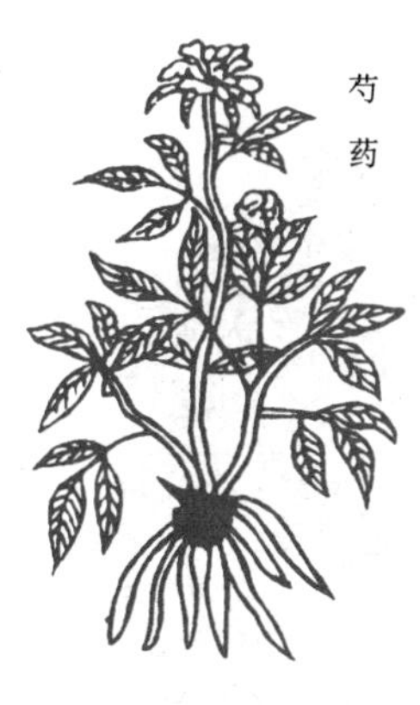

【修治】李时珍说：今人多生用，惟避中寒者以酒炒，入女人血药以醋炒耳。

【气味】苦，平，无毒。

【主治】邪气腹痛，除血痹，破坚积，寒热疝瘕，止痛，利小便，益气。（《本经》）

【发明】李时珍说：白芍药益脾，能于土中泻木。赤芍药散邪，能行血中之滞。《日华子》言：赤补气，白治血，欠审矣。产后肝血已虚，不可更泻，故禁之。

【附方】腹中虚痛：白芍药三钱，炙甘草一钱，夏月加黄芩五分，恶寒加肉桂一钱，冬月大寒再加桂一钱。水二盏，煎一半，温服。（《洁古用药法象》）

牡　丹

【释名】鼠姑（《本经》）、鹿韭（《本经》）、百两金（《唐本》）、木芍药（《纲目》）、花王。

【集解】《别录》记载：牡丹生巴郡山谷及汉中，二月、八月采根阴干。

根 皮

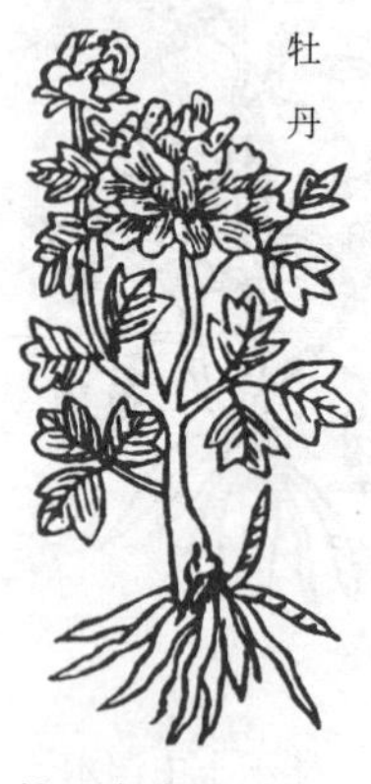

【修治】雷敩说：凡采得根晒干，以铜刀劈破去骨，锉如大豆许，用清酒拌蒸，从巳至未，晒干用。

【气味】辛，寒，无毒。

【主治】寒热，中风瘛疭，惊痫邪气，除症坚瘀血留舍肠胃，安五脏，疗痈疮。（《本经》）

【发明】李杲说：心虚，肠胃积热，心火炽甚，心气不足者，以牡丹皮为君。

【附方】伤损瘀血：牡丹皮二两，虻虫二十一枚，（熬过同捣末）。每旦温酒服方寸匕，血当化为水下。（《贞元广利方》）

【附录】鼠姑。《别录》曰：味苦，平，无毒。主咳逆上气，寒热鼠瘘，恶疮邪气。一名䑕，生丹水。

山 柰

【释名】山辣（《纲目》）、三柰。

【集解】李时珍说：山柰生广中，人家栽之。根叶皆如生姜，作樟木香气。土人食其根如食姜，切断曝干，则皮赤黄色，肉白色。古之所谓廉姜，恐其类也。

根

【气味】辛，温，无毒。

【主治】暖中，辟瘴疠恶气，治心腹冷气痛，寒湿霍乱，风虫牙痛。入合诸香用。（时珍）

【附方】一切牙痛：三柰子一钱，面包煨熟，入麝香二字，为末。随左右嗃一字入鼻内，口含温水漱去，神效。名海上一字散。（《普济方》）；面上雀斑：三柰子、鹰粪、密陀僧、蓖麻子等分，研匀，以乳汁调之，夜涂旦洗去。

山　姜

【释名】美草。李时珍说：与杜若之山姜，名同物异也。

【集解】李时珍说：山姜生南方，叶似姜，花赤色甚辛，子似草豆蔻，根如杜若及高良姜。今人以其子伪充草豆蔻，然其气甚猛烈。

根

【气味】辛，热，无毒。

【主治】腹中冷痛，煮服甚效。作丸散服，辟谷止饥。（弘景）去恶气，温中，中恶霍乱，心腹冷痛，功用如姜。（藏器）

花、子

【气味】辛，温，无毒。

【主治】调中下气，破冷气作痛，止霍乱，消食，杀酒毒。（大明）

益智子

【释名】时珍曰：脾主智，此物能益脾胃故也，与龙眼名益智义同。

【集解】藏器曰：益智出昆仑及交趾国，今岭南州郡往往有之。

仁

【气味】辛，温，无毒。

【主治】遗精虚漏，小便余沥，益气安神，补不足，安三焦，调诸气。夜多小便者，取二十四枚碎，入盐同煎服，有奇验。（志）

【发明】刘完素曰：益智辛热，能开发郁结，使气宣通。

【附方】小便频数，脬气不足也。雷州益智子（盐炒，去盐），天台乌药等分，为末，酒煮山药粉为糊，丸如梧子大。每服七十丸，空心盐汤下。名缩泉丸。（朱氏《集验方》）

肉 豆 蔻

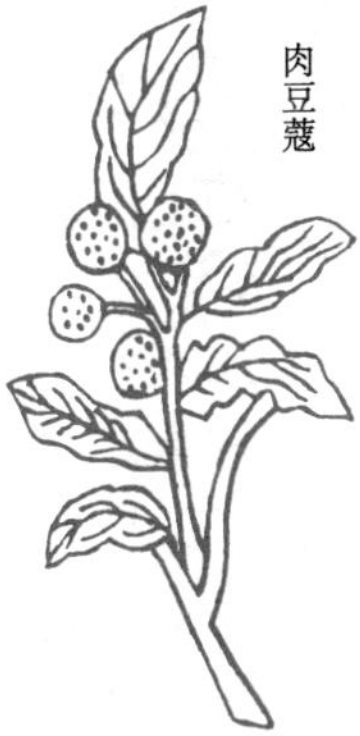

【释名】肉果（《纲目》）、迦拘勒。李时珍说：花实皆似豆蔻而无核，故名。

【集解】李时珍说：肉豆蔻花及实状虽似草豆蔻，而皮肉之颗则不同。颗外有皱纹，而内有斑缬纹，如槟榔纹。最易生蛀，惟烘干密封，则稍可留。

【气味】辛，温，无毒。

【主治】暖脾胃，固大肠。（时珍）

【发明】李时珍说：土爱暖而喜芳香，故肉豆蔻之辛温，理脾胃而治吐利。

【附方】冷痢腹痛不能食者：肉豆蔻一两去皮，醋和面裹煨，捣末。每服一钱，粥饮调下。（《圣惠方》）

姜 黄

【释名】蒁、宝鼎香（《纲目》）。

【集解】李时珍说：近时以扁如干姜形者，为片子姜黄；圆如蝉腹形者，为蝉肚郁金，并可浸水染色。蒁（即蓬莪术）形虽似郁金，而色不黄也。

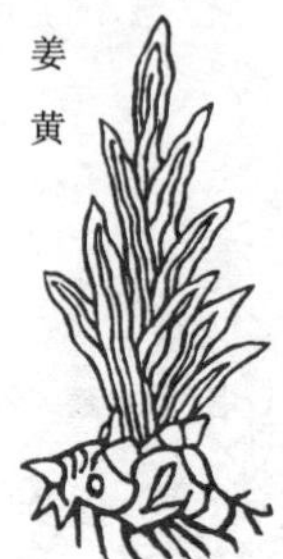

【气味】（根）辛，苦，大寒，无毒。陈藏器说：辛少苦多，性热不冷。云大寒，误矣。

【主治】心腹结积疰忤，下气破血，除风热，消痈肿，功力烈于郁金。（《唐本》）

【发明】李时珍说：姜黄、郁金、莛药（蓬莪术）三物，形状功用皆相近。但郁金入心治血；而姜黄兼入脾，兼治气；莛药则入肝，兼治气中之血，为不同尔。古方五痹汤用片子姜黄，治风寒湿气手臂痛。

【附方】心痛难忍：姜黄一两，桂三两，为末，醋汤服一钱。（《经验后方》）

茉　莉

【释名】柰花。杨慎《丹铅录》记载：《晋书》都人簪柰花，即今茉莉花也。

【集解】李时珍说：茉莉原出波斯，移植南海，今滇、广人栽莳之。其性畏寒，不宜中土。

花

【气味】辛，热，无毒。

【主治】蒸油取液，作面脂头泽，长发润燥香肌，亦入茗汤。（时珍）

根

【气味】热，有毒。

【主治】以酒磨一寸服，则昏迷一日乃醒，二寸二日，三寸三日。凡跌损骨节脱臼接骨者用此，则不知痛也。（汪机）

【附录】素馨。李时珍说：素馨亦自西域移来，谓之耶悉茗花，即《酉阳杂俎》所载野悉蜜花也。枝干袅娜，叶似茉莉而小。其花细瘦四瓣，有黄、白二色。采花压油泽头，甚香滑也。

郁 金 香

【释名】郁香（《御览》）、红蓝花（《纲目》）、紫述香（《纲目》）、草麝香、茶矩摩（佛书）。时珍曰：汉郁林郡，即今广西、贵州、浔、柳、邕、宾诸州之地。《一统志》惟载柳州罗城县出郁金香，即此也。《金光明经》谓之茶矩摩香。此乃郁金花香，与今时所用郁金根，名同物异。

【集解】陈藏器说：郁金香生大秦国，二月、三月有花，状如红蓝，四月、五月采花，即香也。

【气味】苦，温，无毒。陈藏器说：性平。

【主治】蛊野诸毒，心腹间恶气鬼疰，鸦鹘等一切臭。入诸香药用。（藏器）

藿　香

【释名】兜娄婆香。

【集解】掌禹锡说：按南州《异物志》记载：藿香出海边国，形如都梁，叶似水苏，可着衣服中。嵇含《南方草木状》记载：出交阯、九真、武平、兴古诸地，吏民自种之，榛生，五六月采，晒干乃芬香。

枝、叶

【气味】辛，微温，无毒。

【主治】风水毒肿，去恶气，止霍乱心腹痛。（《别录》）

【发明】李杲说：芳香之气助脾胃，故藿香能止呕逆，进饮食。

【附方】胎气不安，气不升降，呕吐酸水。香附、藿香、甘草二钱，为末。每服二钱，入盐少许，沸汤调服之。（《圣惠》）

叶

【修治】见泽兰下。

【气味】辛，平，无毒。李杲说：甘，寒。

【主治】利水道，杀蛊毒，辟不祥。久服益气轻身不老，通神明。（《本经》）

【发明】李时珍说：按《素问》记载：五味入口，藏于脾胃，以行其精气。津液在脾，令人口甘，此肥美所发也。其气上溢，转为消渴。治之以兰，除陈气也。

【附方】食牛马毒杀人者。省头草连根叶煎水服，即消。（唐瑶《经验方》）

马　兰

【释名】紫菊。李时珍说：其叶似兰而大，其花似菊而紫，故名。俗称物之大者为马也。

【集解】陈藏器说：马兰生泽旁，如泽兰而气臭，《楚词》以恶草喻恶人，北人见其花呼为紫菊，以其似单瓣菊花而紫也。又有山兰，生山侧，似刘寄奴，叶无桠，不对生，花心微黄赤，亦大破血，皆可用。

根、叶

【气味】辛，平，无毒。

【主治】主诸疟及腹中急痛，痔疮。（时珍）

【发明】《医学集成》记载：治痔用马兰根，捣敷片时，看肉平即去之。稍迟，恐肉反出也。

【附方】绞肠沙痛：马兰根叶，细嚼咽汁，立安。（《寿域神方》）

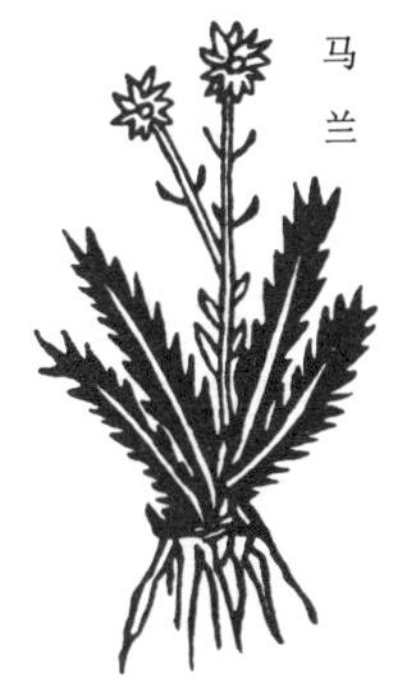
马兰

【附录】麻伯。天雄草又曰：味甘，温，无毒。主益气阴痿。生山泽中，状如兰，实如大豆，赤色。

薄 荷

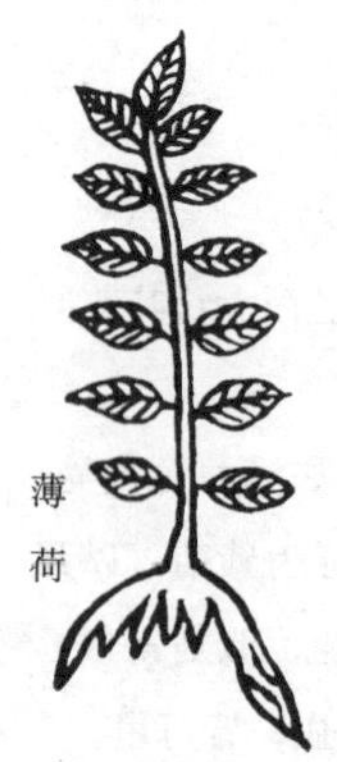

【集解】菝蔺、蕃荷菜、吴菝蔺（《食性》）、南薄荷（《衍义》）、金钱薄荷。李时珍说：薄荷，人多栽莳。二月宿根生苗，清明前后分之。方茎赤色，其叶对生，入药以苏产为胜。野生者，茎叶气味都相似。

【气味】（茎叶）辛，温，无毒。元素曰：辛、凉。

【主治】贼风伤寒发汗，恶气心腹胀满，霍乱，宿食不消，下气，煮汁服之，发汗，大解劳乏，亦堪生食。（《唐本》）

【发明】时珍曰：薄荷入手太明、足厥阴，辛能发散，凉能清利，专于消风散热，故头痛头风眼目咽喉口齿诸病，小儿惊热及瘰疬疮疥，为要药。

【附方】风气瘙痒：用大薄荷、蝉蜕等分，为末，每温酒调服一钱。（《永类钤方》）

菊

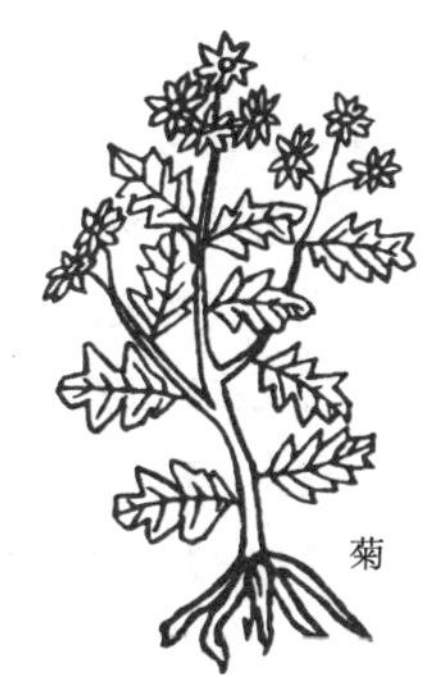

【释名】节华（《本经》）、女节（《别录》）、女华（《别录》）、女茎（《别录》）、日精（《别录》）、更生（《别录》）、傅延年（《别录》）、治蔷（《尔雅》）、金蕊（《纲目》）、阴成（《别录》）、周盈（《别录》）。时珍曰：按陆佃《埤雅》云：菊，本作蘜，从鞠。鞠，穷也。《月令》：九月，菊有黄华。华事至此而穷尽，故谓之蘜。

【集解】甘菊始生于山野，今则人皆栽植之。

【气味】（花）苦，平，无毒。

【主治】诸风头眩肿痛，目欲脱，泪出，皮肤死肌，恶风湿痹。（《本经》）

【发明】李时珍说：菊春生夏茂，秋花冬实，备受四气，饱经霜露，叶枯不落，花槁不零，味兼甘苦，性禀平和。

【附方】酒醉不醒：九月九日真菊花为末，饮服方寸匕。（《外台秘要》）

野　菊

【释名】苦薏。李时珍说：薏乃莲子之心，此物味苦似之，故与之同名。

【集解】李时珍说：苦薏处处原野极多，与菊无异，但叶薄小而多尖，花小而蕊多，如蜂窠状，气味苦辛惨烈。

【气味】（根、叶、茎、花）苦，辛，温，有小毒。

【主治】治痈肿疔毒，瘰疬眼瘜。（时珍）

【附方】天泡湿疮：野菊花根、枣木，煎汤洗之。（《医学集成》）

茵　陈　蒿

【释名】陈藏器说：此虽蒿类，经冬不死，更因旧苗而生，故名茵陈，后加蒿字耳。

【集解】《别录》记载：茵陈生太山及丘陵坡岸上，五月及立秋采，阴干。

茎、叶

【气味】苦，平、微寒，无毒。

【主治】风湿寒热邪气，热结黄疸。久服轻身益气耐老。面白悦长年。白兔食之仙。（《本经》）

【发明】陶弘景说：《仙经》云：白蒿，白兔食之仙。而今茵陈乃云此，恐是误耳。

【附方】茵陈羹：除大热黄疸，伤寒头痛，风热瘴疟，利小便。以茵陈细切，煮羹食之。生食亦宜。（《食医心镜》）

夏枯草

【释名】夕句（《本经》）、乃东（《本经》）、燕面（《别录》）、铁色草。

【集解】《别录》记载：夏枯草生蜀郡川谷，四月采。

【正误】朱震亨说：郁臭草有臭味，即茺蔚是也；夏枯草无臭味，明是两物。俱生于春，夏枯先枯而无子，郁臭后枯而结子。

茎、叶

【气味】苦、辛，寒，无毒。之才曰：土瓜为之使。伏汞砂。

【主治】寒热瘰疬鼠瘘头疮，破症，散瘿结气，脚肿湿痹，轻身。（《本经》）

【发明】朱震亨说：本草言夏枯草大治瘰疬，散结气。有补养厥阴血脉之功，而不言及。观其退寒热，虚者可使；若实者以行散之药佐之，外以艾灸，亦渐取效。

【附方】明目补肝，肝虚目睛痛，冷泪不止，筋脉

痛，羞明怕日：夏枯草半两，香附子一两，为末。每服一钱，腊茶汤调下。（《简要济众》）

刘寄奴草

【释名】金寄奴（大明）、乌藤菜（《纲目》）。

【集解】苏恭说：刘寄奴草生江南。茎似艾蒿，长三四尺，叶似山兰草而尖长，一茎直上有穗，叶互生，其子似稗而细。

子（苗同）

【修治】雷敩说：凡采得，去茎叶，只用实。以布拭去薄壳令净，拌酒蒸，从巳至申，曝干用。

【气味】苦，温，无毒。

【主治】破血下胀。多服令人下痢。（苏恭）

【附方】大小便血：刘寄奴为末，茶调空心服二钱，即止。（《集简方》）

鸡冠

【释名】李时珍说：以花状命名。

【集解】李时珍说：鸡冠处处有之。

苗

【气味】甘，凉，无毒。

【主治】疮痔及血病。（时珍）

子

【气味】甘，凉，无毒。

【主治】止肠风泻血，赤白痢。（藏器）崩中带下，入药炒用。（大明）

花

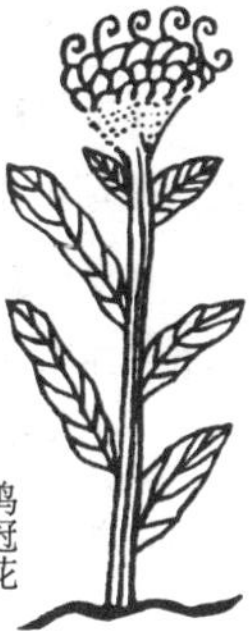

【气味】同上。

【主治】痔漏下血，赤白下痢，崩中赤白带下，分赤白用。（时珍）

【附方】产后血痛：白鸡冠花，酒煎服之。（《李楼奇方》）

鸡冠花

大蓟、小蓟

【释名】虎蓟（弘景）、马蓟（范汪）、猫蓟（弘景）、刺蓟（《日华》）、山牛蒡（《日华》）、鸡项草（《图经》）、千针草（《图经》）、野红花（《纲目》）。

【集解】《别录》记载：大小蓟，五月采。

大蓟根、叶

【气味】甘，温，无毒。陶弘景说：有毒。甄权说：苦，平。大明曰：叶凉。

【主治】女子赤白沃，安胎，止吐血鼻衄，令人肥健。（《别录》）

小蓟根、苗

【气味】甘，温，无毒。大明说：凉。

【主治】养精保血（《别录》）；作菜食，除风热。夏月热烦不止，捣汁半升服，立瘥。（孟诜）

【发明】大明说：小蓟力微，只可退热，不似大蓟能健养下气也。

【附方】丁疮恶肿：千针草四两，乳香一两，明矾五钱，为末。酒服二钱，出汗为度。（《普济方》）

苎　麻

【释名】李时珍说：苎麻作纻，可以绩纻。故谓之纻。凡麻丝之细者为绘，粗者为纻。陶弘景云：苎即今绩苎麻是也。麻字从广，从林（音派），象屋下林麻之形。广音掩。

【集解】苏颂曰：苎麻旧不著所出州土，今闽、蜀、江、浙多有之。剥其皮可以绩布。苗高七、八尺。叶如楮叶而无叉，面青背白，有短毛。夏秋间着细穗青花。其根黄白而轻虚，二月、八月采。按陆玑《草木疏》云：苎一科数十茎，宿根在土中，至春自生，不须栽种。荆扬间岁三刈，诸园种之岁再刈，便剥取其皮，以竹刮其表，厚处自脱，得里如筋者煮之，用缉布。今江、浙、闽中尚复如此。

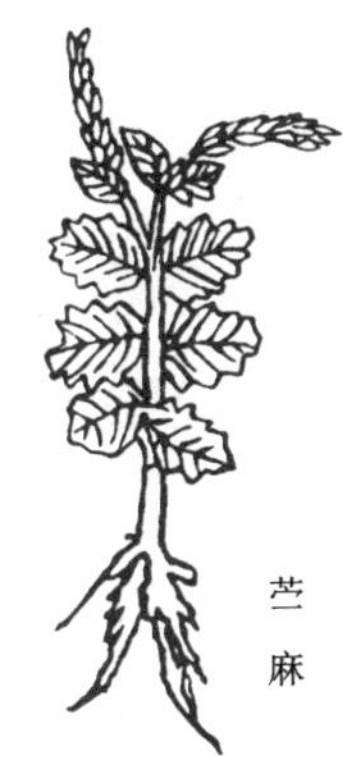

苎麻

李时珍说：苎，家苎也。又有山苎，野苎也。有紫苎，叶面紫；白苎，叶面青，其背皆白。可刮洗煮食救荒，味甘美。其子茶褐色，九月收之，二月可种。宿根亦自生。

根

【气味】甘，寒，无毒。甄权说：甘，平。大明说：甘、滑，冷，无毒。

【主治】安胎，贴热丹毒。（《别录》）治心膈热，漏胎下血，产前后心烦，天行热疾，大渴大狂服金石药人心热，罯毒箭蛇虫咬。（大明）沤苎汁，止消渴。（《别录》）

【发明】朱震亨说：苎根大能补阴而行滞血，方药或恶其贱，似未曾用也。陈藏器说：苎性破血，将苎麻与产妇枕之，止血晕。产后腹痛，以苎安腹上即止也。又蚕咬人毒入肉，取苎汁饮之。今人以苎近蚕种。则蚕不生是矣。

【附方】痰哮咳嗽：苎根煅（存性），为末，生豆腐蘸三五钱，食即效。未全，可以肥猪肉二三片蘸食，甚妙。（《医学正传》）肛门肿痛：生苎根捣烂，坐之良。（《濒湖集简方》）

叶

【气味】同根。

【主治】金疮伤折血出，瘀血。（时珍）

【发明】李时珍说：苎麻叶甚散血，五月五日收取，和石灰捣作团，晒干收贮。遇有金疮折损者，研末敷之，即时血止，且易痂也。按李仲南《永类方》云：凡诸伤瘀血不散者，五六月收野苎叶、苏叶，擂烂，敷金疮上。如瘀血在腹内，顺流水绞汁服即通，血皆化水。以生猪血试之，可验也。秋冬用干叶亦可。

【附方】骤然水泻，日夜不止，欲死，不拘男妇：用五月五日采麻叶，阴干为末。每服二钱，冷水调下。勿吃热物，令人闷倒。只吃冷物。小儿半钱。（《杨子建护命方》）蛇虺咬伤：青麻嫩头捣汁，和酒等分，服三盏。以渣敷之，毒从窍中出，以渣弃水中即不发。看伤处有窍是雄蛇，无窍是雌蛇，以针挑破伤处成窍，敷药。（《摘玄方》）

苘　　麻

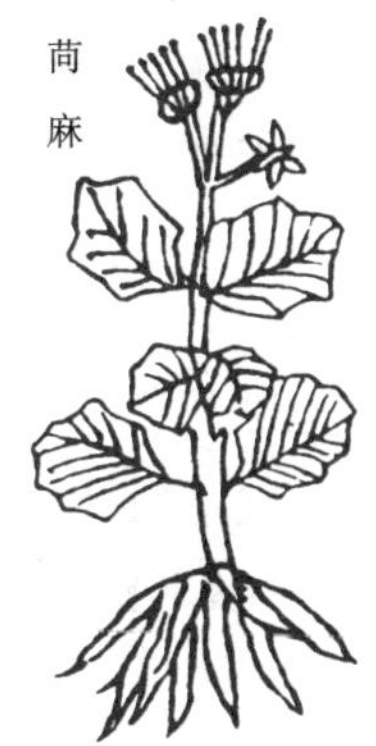

【释名】白麻。李时珍说：苘一作䔛，又作䔛。种必连顷，故谓之䔛也。

【集解】苏恭说：苘即䔛麻也。今人取皮作布及索者。实似大麻子，九月、十月采，阴干。苏颂说：处处有之。北人种以绩布，及打绳索。苗高四、五尺或六七尺，叶似苎而薄，花黄，实壳如蜀葵，其中子黑色。李时珍说：苘麻今之白麻也。多生卑湿处，人亦种之。叶大似桐叶，团而有尖。六七月开黄花。结实如半磨形，有齿，嫩青老黑。中子扁黑，状如黄葵子。其茎轻虚洁白。北人取皮作麻。以茎蘸硫黄作焠灯，引火甚速。其嫩子，小儿亦食之。

实

【气味】苦，平，无毒。

【主治】赤白冷热痢，炒研为末，每蜜汤服一钱。痈肿无头者，吞一枚。（苏恭）生眼翳瘀肉，起倒睫拳毛。（时珍）

根

【主治】亦治痢，古方用之。（苏颂）

【附方】一切眼疾：苘麻子一升，为末。以豮猪肝批片，蘸末炙熟，再蘸再炙，末尽乃为末。每服一字，陈米饮下，日三服。（《圣济总录》）

大 青

【释名】李时珍说：其茎叶皆深青，故名。

【集解】《别录》记载：大青三四月采茎，阴干。

茎、叶

【气味】苦，大寒，无毒。甄权说：甘。李时珍说：甘、微咸，不苦。

【主治】时气头痛，大热口疮。（《别录》）

【发明】苏颂说：古方治伤寒黄汗、黄疸等，有大青汤。又治伤寒头身强、腰脊痛，葛根汤内亦用大青。大抵时疾多用之。

【附方】喉风喉痹：大青叶捣汁灌之，取效止。（《卫生易简方》）

芦

【释名】苇葭（音加）、花名蓬茙（《唐本》）、笋名虇。李时珍说：按毛苌《诗疏》云：苇之初生曰葭，未秀曰芦，长成曰苇。苇者，伟大也。芦者，色卢黑也。葭者，嘉美也。

【集解】苏恭说：二月八月采根，晒干用。

雷敩说：芦根需要逆水生，并黄泡肥厚者，去须节并赤黄皮用。

根

【气味】甘，寒，无毒。

【主治】消渴客热，止小便。（《别录》）疗反胃呕逆不下食，胃中热，伤寒内热，弥良。（苏恭）

笋

【气味】小苦，冷，无毒。

【主治】膈间客热，止渴，利小便，解河豚及诸鱼蟹毒。（宁原）解诸肉毒。（时珍）

【发明】李时珍说：按《雷公炮炙论序》云：益食加觞，须煎芦、朴。注云：用逆水芦根并厚朴二味等分，煎汤服。盖芦根甘能益胃，寒能降火故也。

【附方】骨蒸肺痿：芦根、麦门冬、地骨皮、生姜

各十两，橘皮、茯苓各五两，水二斗，煮八升，去滓，分五服，取汗乃瘥。（《外台秘要》）

蓬　茙

【气味】甘，寒，无毒。

【主治】霍乱。水煮浓汁服，大验。（苏恭）煮汁服，解中鱼蟹毒。（苏颂）烧灰吹鼻，止衄血。亦入崩中药。（时珍）

【附方】干霍乱病，心腹胀痛：芦蓬茸一把，水煮浓汁，顿服二升。（《肘后方》）诸般血病：水芦花、红花、槐花、白鸡冠花、茅花等分，水二钟。煎一钟服。（《万表积善堂方》）

甘　蕉

【释名】芭蕉（《衍义》）、天苴（《史记注》）、芭苴。

【集解】陶弘景说：甘蕉本出广州。今江东并有，根叶无异，惟子不堪食耳。

【气味】甘，大寒，无毒。苏恭说：性冷，不益人。多食动冷气。

【主治】生食，止渴润肺。蒸熟晒裂，舂取仁食，通血脉，填骨髓。（孟诜）

根

【气味】甘，大寒，无毒。苏恭说：寒。

【主治】痈肿结热。（《别录》）又治头风游风。（大明）

【附方】疮口不合：芭蕉根取汁，抹之良。（《直指方》）

蕉油（以竹筒插入皮中，取出，瓶盛之）

【气味】甘，冷，无毒。

【主治】头风热，止烦渴，及汤火伤。梳头，止女人发落，令长而黑（大明）。暗风痫病，涎作晕闷欲倒者，饮之取吐，极有奇效。（苏颂）

【附方】小儿截惊：以芭蕉汁、薄荷汁煎匀，涂头顶，留囟门，涂四肢，留手足心勿涂，甚效。（《邓笔峰杂兴》）

叶

【主治】肿毒初发，研末，和生姜汁涂之。（时珍《圣惠方》）

【附方】岐毒初起：芭蕉叶，熨斗内烧存性，入轻粉，麻油调涂，一日三上，或消或破，皆无痕也。（《仁斋直指方》）

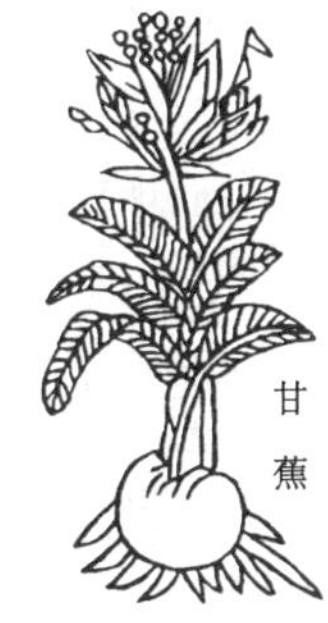

花

【主治】心痹痛：烧存性研，盐汤点服二钱。（《日华》）

麻　　黄

【释名】龙沙（《本经》）、卑相（《别录》）、卑盐（《别录》）。李时珍说：诸名殊不可解。或云其味麻，其色黄，未审然否？

【集解】《别录》记载：麻黄生晋地及河东，立秋采茎，阴干令青。

茎

【修治】陶弘景说：用之折去节根，水煮十余沸，以竹片掠去上沫。沫令人烦，根节能止汗故也。

【气味】苦，温，无毒。

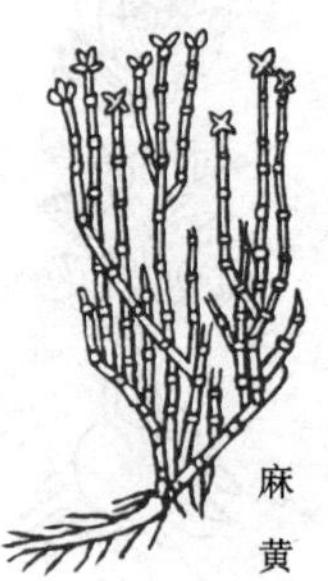

麻黄

【主治】中风伤寒头痛，温疟，发表出汗，去邪热气，止咳逆上气，除寒热，破症坚积聚。（《本经》）

【发明】陶弘景说：麻黄疗伤寒，解肌第一药。

【附方】伤寒黄疸：表热者，麻黄醇酒汤主之。麻黄一把，去节绵裹，

美酒五升，煮取半升，顿服取小汗。春月用水煮。（《千金方》）

根、节

【气味】甘，平，无毒。

【主治】止汗，夏月杂粉扑之。（弘景）

【发明】甄权说：麻黄根节止汗，以故竹扇杵末同扑之。又牡蛎粉、粟粉并麻黄根等分，为末，生绢袋盛贮。盗汗出，即扑，手摩之。

【附方】盗汗阴汗：麻黄根、牡蛎粉为末，扑之。

【附录】云花草，李时珍说：按葛洪《肘后方》治马疥，有云花草，云状如麻黄，而中坚实也。

石 龙 刍

【释名】龙须（《本经》）、龙修（《山海经》）、龙华（《别录》）、龙珠（《本经》）、悬莞（《别录》）、草续断（《本经》）、缙云草（《纲目》）、方宾（（《别录》））、西王母簪。

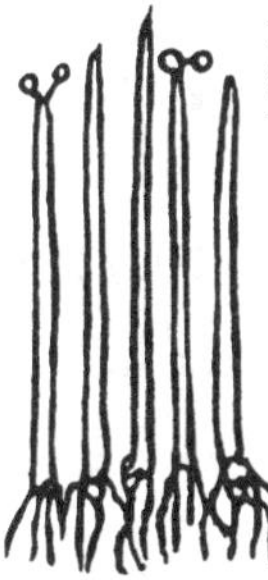

龙须草

【集解】《别录》记载：石龙刍生梁州山谷湿地，五月、七月采茎曝干，以九节多珠者良。李时珍说：龙须丛生，状如粽心草及凫茈，苗直上，夏月茎端开小穗花，结细实，并无枝叶。今吴人多栽莳织席，他处自生者不多也。

茎

【气味】苦，微寒，无毒。《别录》曰：微温。

【主治】心腹邪气，小便不利淋闭，风湿鬼疰恶毒。久服补虚羸，轻身，耳目聪明，延年。（《本经》）

灯 心 草

【释名】虎须草（《纲目》）、碧玉草（《纲目》）。

【集解】马志说：灯心草生江南泽地，丛生，茎圆细而长直，人将为席。

茎、根

【修治】李时珍说：灯心难研，以粳米粉浆染过，晒干研末，入水澄之，浮者是灯心也，晒干用。

【气味】甘，寒，无毒。张元素说：辛、甘，阳也。吴绶曰：淡，平。

【主治】五淋，生煮服之。败席煮服，更良。（《开宝》）

【附方】夜不合眼难睡：灯草煎汤代茶饮，即得睡。（《集简方》）

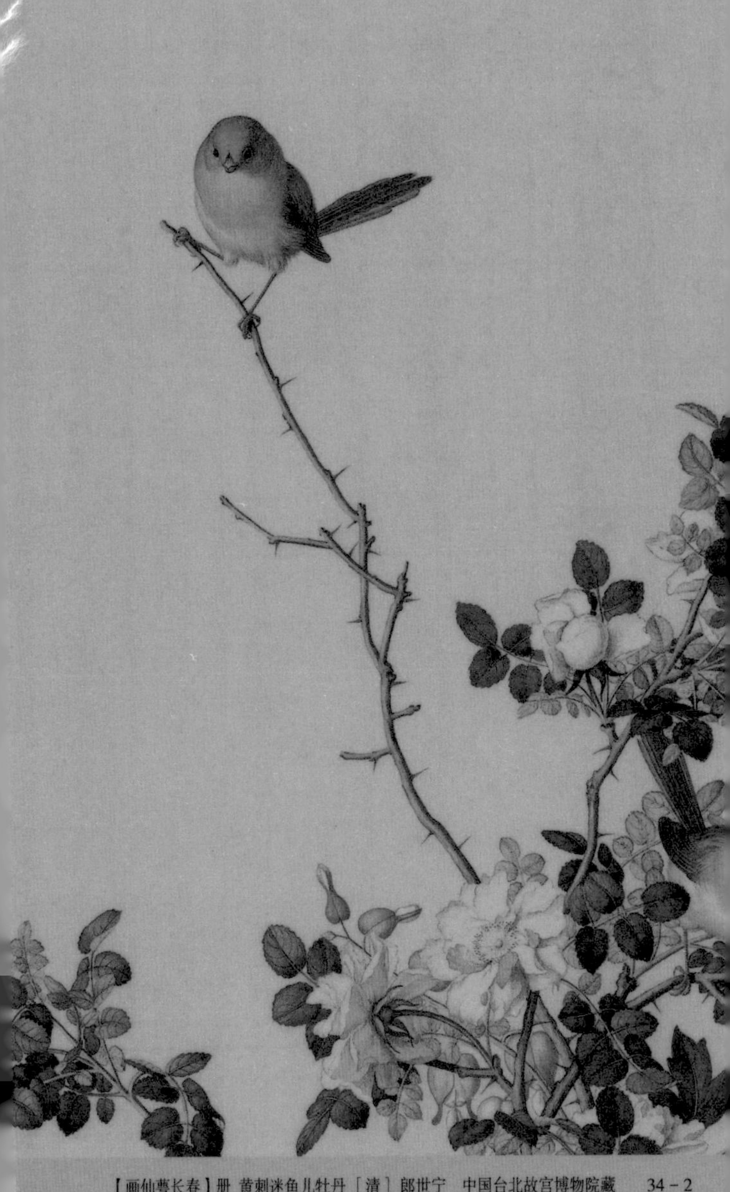

【画仙萼长春】册 黄刺迷鱼儿牡丹［清］郎世宁 中国台北故宫博物院藏 34－2

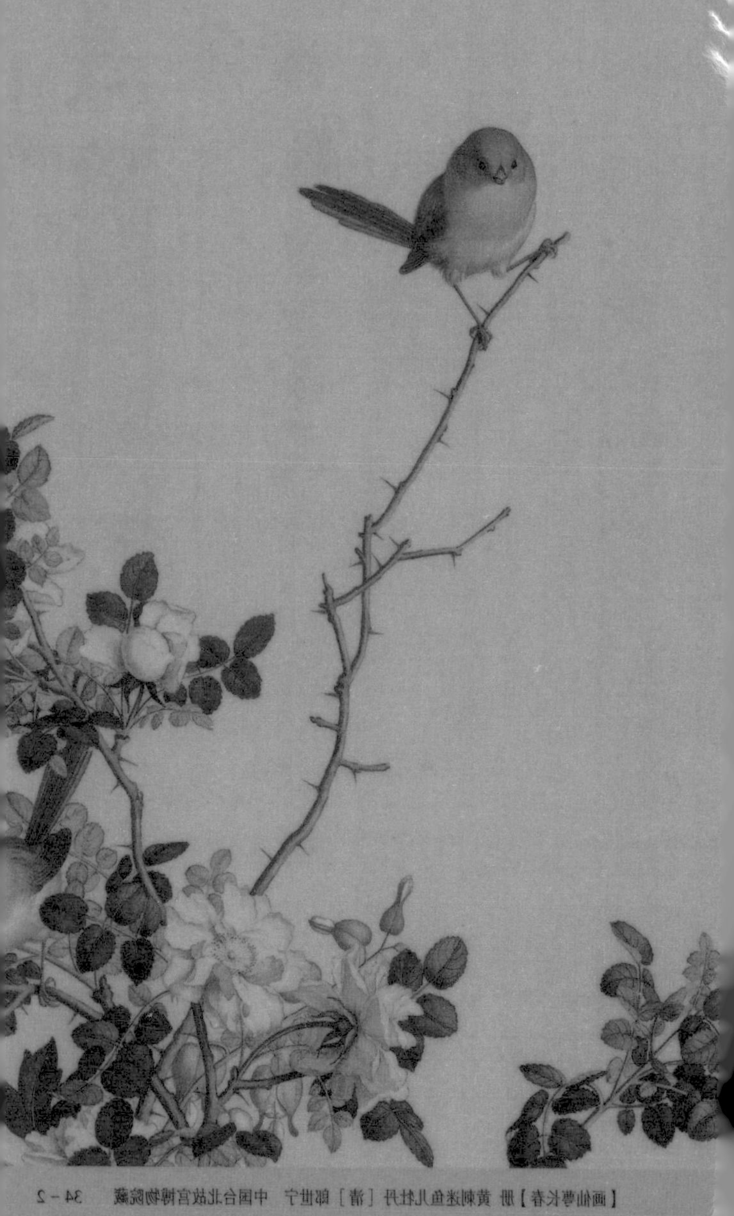

【画仙萼长春】册 黄刺迷鱼儿牡丹 [清] 郎世宁 中国台北故宫博物院藏 34－2

地　黄

【释名】苄（音户）、芑（音起）、地髓（《本经》）。

【集解】《别录》记载：地黄生咸阳川泽黄土地者佳，二月、八月采根阴干。

干地黄

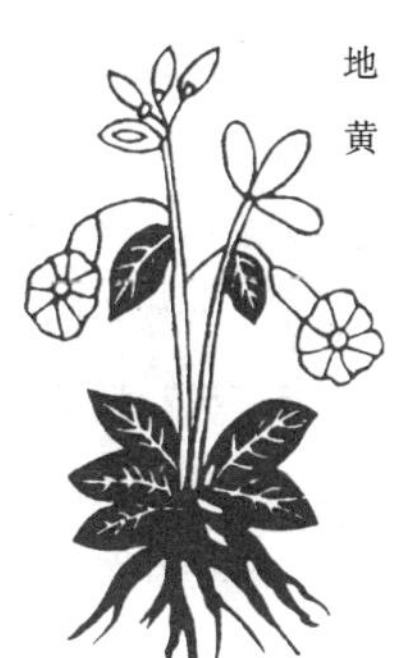

【修治】陈藏器说：干地黄，《本经》不言生干及蒸干。方家所用二物各别，蒸干即温补，生干即平宣，当依此法用。

【气味】甘，寒，无毒。《别录》曰：苦。甄权说：甘，平。

【主治】伤中，逐血痹，填骨髓，长肌肉。作汤除寒热积聚，除痹，疗折跌绝筋。久服轻身不老，生者尤良。（《本经》）

生地黄

【气味】大寒。

【主治】妇人崩中血不止，及产后血上薄心闷绝。伤身胎动下血，胎不落，堕坠踠折，瘀血留血，鼻衄吐血，皆捣饮之。（《别录》）

【发明】王好古说：生地黄入手少阴，又为手太阳之剂，故钱仲阳泻丙火与木通同用以导赤也。诸经之血热，与他药相随，亦能治之。溺血、便血皆同。

熟地黄

【修治】雷敩说：采生地黄去皮，瓷锅上柳木甑蒸之，摊令气歇，拌酒再蒸，又出令干。勿犯铜铁器，令人肾消并发白，男损营，女损卫也。

【气味】甘、微苦，微温，无毒。

【主治】填骨髓，长肌肉，生精血，补五脏内伤不足，通血脉，利耳目，黑须发，男子五劳七伤，女子伤中胞漏，经候不调，胎产百病。（时珍）

【发明】张元素说：地黄生则大寒而凉血，血热者须用之；熟则微温而补肾，血衰者须用之。又脐下痛属肾经，非熟地黄不能除，乃通肾之药也。

【附方】病后虚汗，口干心躁：熟地黄五两，水三盏，煎一盏半，分三服，一日尽。（《圣惠方》）

牛膝

【释名】牛茎（《广雅》）、百倍（《本经》）、山苋菜（《救荒》）、对节菜。

【集解】《别录》记载：牛膝生河内川谷及临朐，二月、八月、十月采根，阴干。

根

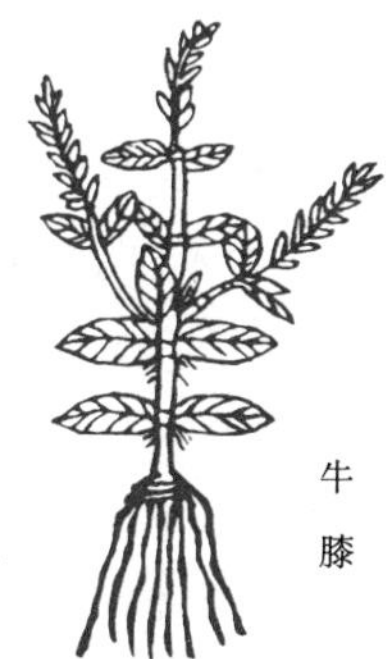

【修治】李时珍说：今惟以酒浸入药，欲下行则生用，滋补则焙用，或酒拌蒸过用。

【气味】苦、酸，平，无毒。

【主治】寒湿痿痹，四肢拘挛，膝痛不可屈伸，逐血气，伤热火烂，堕胎。久服轻身耐老。（《本经》）

【发明】甄权说：病人虚羸者，加而用之。

【附方】劳疟积久不止者：长大牛膝一握，生切，以水六升，煮二升，分三服。清早一服，未发前一服，临发时一服。（《外台秘要》）消渴不止，下元虚损：牛膝五两为末，生地黄汁五升浸之，日曝夜浸，汁尽为度，蜜丸梧子大，每空心温酒下三十丸。久服壮筋骨，驻颜色，黑发，津液自生。（《经验后方》）

茎、叶

【气味】缺。

【主治】寒湿痿痹，老疟淋秘，诸疮。功同根，春夏宜用之。（时珍）

【附方】气湿痹痛，腰膝痛：用牛膝叶一斤（切），以米三合，于豉汁中煮粥，和盐、酱，空腹食之。（《圣惠方》）

麦门冬

【释名】虋（音门）冬。《名医别录》谓禹余粮。陕西一带称羊韭。山东一带称爱韭。湖北、湖南称马韭。江浙一带叫羊蓍。《吴普本草》叫禹韭、忍冬、忍凌、不死药。亦名阶前草。陶弘景说：根像穬麦，故称麦门冬。李时珍说：麦须称虋，此草根似麦而有须，叶像韭菜，严酷的冬季不凋零，故称麦虋冬。又有诸韭、忍冬各种名称。俗称门冬，便于书写。吃此药能够代替五谷，因此有余粮、不死的称谓。《吴普本草》又名仆垒、随脂。

【集解】《名医别录》说：麦门冬的叶像韭叶，冬夏季均生长，长在山谷及堤坡肥土石缝处，二、三、八、十月采根，阴干。《吴普本草》说：生山谷肥沃地方，丛生，叶片像韭菜，果实青黄，采集不分季节。

根

【修治】陶弘景说：凡是使用应选肥大的，开水烫一下，抽去心，不然令人烦，一般一斤需减少四五两。李时珍说：凡入煎剂，用开水润湿，稍过一会儿抽去心，或者用瓦焙软，乘热去心。如果入丸散剂，要用瓦焙热，吹冷，反复三四次，就容易干，并且不损伤药力；或者用开水浸，捣成膏也可；配合在滋补药中，就用酒浸。

【气味】甘，平，无毒。

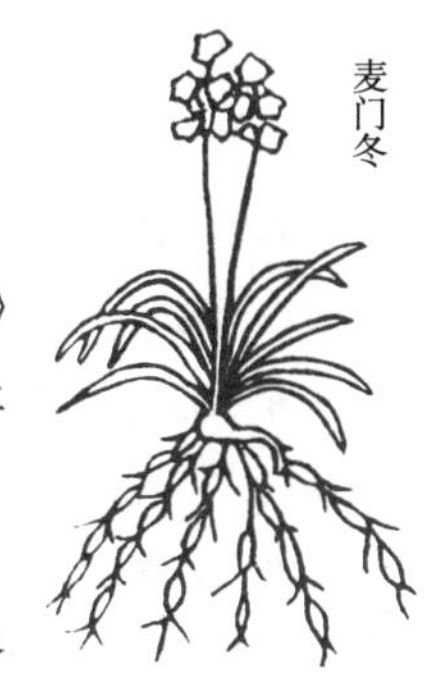

【主治】《神农本草经》记载：主治胸腹气结，脾胃受损饱胀，胃气受损，清瘦短气。久服减肥，抗衰老，不饥饿。《日华诸家本草》说：治各种劳伤，安定神志，止咳嗽，治肺痿吐脓、时行病发热、狂躁、头痛。

【发明】寇宗奭说：麦门冬主治肺热，味苦，但主泄不主收，有寒邪的人不能服。治疗心肺虚热以及虚劳，与地黄、阿胶、麻仁，都能滋润经脉，补血，通心脉，与五味子、枸杞子都是生脉的药。

【附方】《图经本草》：补中益心，美肌肤，安神补气，使人肥壮。用麦门冬煎：取新鲜麦门根去心，捣烂绞汁与白蜜和匀，如饴糖即成，用温酒每日送服。服用金石药过多发病。麦冬六两，人参四两，炙甘草二两，研末，蜜丸如梧子大，每次服五十丸，一日二次。《普济方》：咽喉生疮，是由于脾肺虚热上攻所致。用麦冬一两，黄连半两，研末，炼蜜为丸如梧子大，每次服二十丸，用麦冬煎汤送服。

淡 竹 叶

【释名】《本草纲目》称淡竹叶，根叫碎骨子。

李时珍说：竹叶是以像形取名，碎骨是说它能堕胎。

【集解】李时珍说：原野到处有淡竹叶，春天生苗，高数寸，细茎绿叶，很似竹的种子，落地长的细竹的茎叶，它的根一窝有几十根须，须上面结子，与麦冬一样，但比麦冬坚硬，随时可采，八九月间长出茎，结小长穗，乡下人采它根苗，捣汁和米作酒曲，很芳香。

【气味】甘，寒，无毒。

【主治】李时珍说：叶去烦热，利小便，清心热；根能堕胎流产。

葵

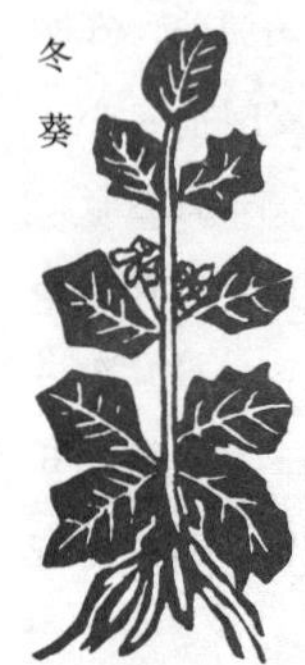

【校正】自菜部移入此。

【释名】《本草纲目》称露葵。又名滑菜。李时珍说：根据《尔雅翼》介绍，葵，即揆，有揣度之意。葵叶向太阳，不使太阳光照它的根，就是预测太阳所在的方位。古时人们采葵一定要等露水退去，所以称露葵。现在称滑菜，指它的特性。古时将葵作为五菜（葵、韭、藿、薤、葱）的首位，现在不再食它，故将葵移到此。

【集解】《名医别录》说：冬葵子生长在少室山。陶弘景说：秋天种葵，覆盖保温，经过冬天，到春天结子，称为冬葵，药性很滑利，春葵子性也滑利，但不能作药用。

叶

【气味】甘，寒，滑，无毒。《名医别录》说：是百菜之王，心（茎秆和葵头中的瓤）不能吃，损伤人。陶弘景说：葵叶很寒凉通利，不能多吃。

【主治】孙思邈说：是治疗脾病的菜，益脾脏，利畅胃气，通利大便。苏颂说：宜导下积滞，孕妇食了会流产。

【发明】李时珍说：根据唐朝《外台秘要》上记载，流行斑疮，很快遍布全身，疮头都有白浆，这是恶性毒气。唐高宗永徽四年，这种疮从西域向东流行到内地，只煮葵菜叶同蒜汁同吃就愈。《圣惠方》也记载，小儿发斑，用生葵菜叶绞汁，少量服用，散恶性毒气，这就是痘疮。现在的医生治痘疮，只担心病人大小便频繁，滑泄元气，以致痘疮不能外透，葵菜滑利二便，似乎不太适宜，而过去人们依赖葵菜。

【附方】《食物本草》：水火烫伤疮疡，葵菜研末外敷。《千金方》：毒蛇、蝎子螫伤，用葵菜捣汁服。《普济方》：误吞铜钱。用葵菜捣取汁冷饮。

冬葵子

【气味】甘，寒，无毒。

【主治】《神农本草经》记载：主治五脏六腑寒热、身体瘦弱、癃闭，能通利小便。久服使骨质坚硬、肌肉丰满、身轻体健、延年益寿。《名医别录》：治疗妇女乳汁不通，乳房肿痛。孟诜说：促使痈疽溃破。陶弘景说：解丹石的毒。李时珍说：通导大便，消除水肿，堕胎，治痢疾。

【发明】李时珍说：冬葵子气味俱薄，淡渗滑利为阳，因此能利二便通乳汁，消除水肿，堕胎。根、叶与种子功用相同。据陈自明《妇人良方》介绍，授乳期的妇女气机血脉壅塞，乳汁不通，以及经络凝滞，乳房胀痛，久之壅塞成乳痈毒盛的，将葵菜子炒香，与砂仁等分，共为末，用热酒送服二钱，此方滋助气脉，通行气血，行导津液，效果很好，这是上蔡张不愚的方法。

【附方】《千金方》：二便胀满不通，难受极了：用冬葵子二升，水四升，煮取一升，加猪油作丸如鸡蛋大服，也可用冬葵子研末，猪油作丸如梧桐子大，每次服五十丸，效果好。小便疼痛，淋涩不尽，尿中有血：冬葵子一升，水三升，煮汁，每日三次。妊娠小便淋沥不尽、下血：冬葵子一升，水三升，煮取二升，分次服。胎死腹中：冬葵子研末，用酒吞服方寸匕，如果产妇牙关紧闭不开，灌冬葵子后可以马上苏醒。胎衣不下：冬葵子一合，牛膝一两，水二升，煎取一升服。解蜀椒毒：冬葵子煮汁饮服。

蜀 羊 泉

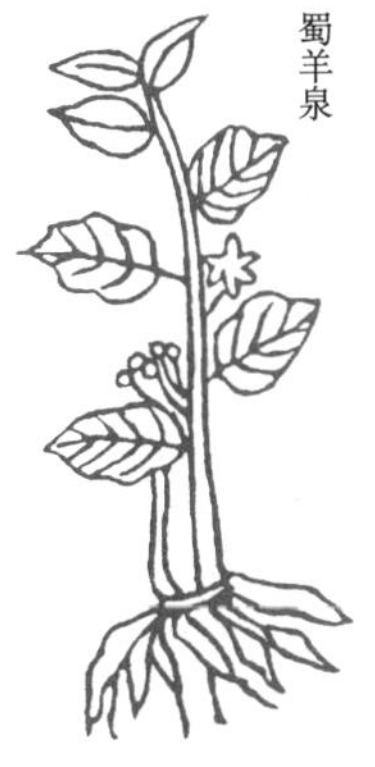

【释名】《名医别录》称羊泉、羊饴。又名漆姑草。李时珍说：各种名称不知是什么意思，能治疗油漆过敏生疮，所以叫漆姑。

【集解】《名医别录》说：蜀羊泉生长在蜀郡的山谷。陶弘景说：一般不用此药，人们不认识此药。李时珍说：漆姑有二种，苏敬所说是蜀羊泉，陶弘景、陈藏器所说的是远志，苏颂说的是老鸦眼睛草，即龙葵，黄蜂做蜂房，衔漆姑草汁为蜂房蒂，就是这种草。

【气味】甘，微寒，无毒。

【主治】《神农本草经》记载：治疗头发脱掉，祛热气，恶疮、疥癣瘙痒结痂、皮肤寄生虫。《名医别录》：治疗龋齿，妇女阴道损伤，皮下肿胀。苏敬：主治小儿惊风，促使毛发生长，捣烂涂治漆疮。李时珍说：《摘玄方》介绍，蚯蚓咬伤，将蜀羊泉捣烂，加黄丹调和外敷。

【附方】《摘玄方》：黄疸病。漆草一把，捣取汁加酒服，一般不超过三五次即愈。

迎　春　花

【集解】李时珍说：处处人家栽插之，丛生，高才二三尺，方茎厚叶。叶如初生小椒叶而无齿，面青背淡。对节生小枝，一枝三叶。正月初开小花，状如瑞香，花黄色，不结实。

叶

【气味】苦，涩，平，无毒。

【主治】肿毒恶疮，阴干研末，酒服二三钱，出汗便瘥。（《卫生易简方》）

款　冬　花

【释名】郭璞称款冻，《尔雅》称颗冻、菟奚。《名医别录》谓氐冬。《本草衍义》叫钻冻。称橐吾、虎须。李时珍说：据《述征记》介绍，洛水到年底严寒时，款冬在荒野草冰之中生长，颗冻名称即由此而来。后代人错为款冬，即款冻。款就是到的意思，到冬开花。寇宗奭说：各种草木，只有款冬不怕冰雪，最先迎接春天，因此叫钻冻，虽然在冰雪之下，到时也能生芽，春天人们采吃。入药以刚开花的为好，如果已开放则药力差，现在人们多使用像筷子头大的，可能没有开花。

【集解】《名医别录》记载：款冬生长在常山山谷以及上党水旁，十一月采花阴干。陶弘景说：以河北最多，形状像尚未舒展的宿莼的好，茎内有丝。其次出高丽百济，其花似大菊花，产四川北部宕昌，但都不如河北产者。款冬花在冰地下生长，十二月、正月采集。苏敬说：产雍州南部山谷溪水边，以及华州山谷间，叶子比葵叶大，花从根的茎部长出。苏颂说：关中亦产。

【修治】雷敩说：凡采集后，要去掉向里包裹花蕊壳，连同枝叶，用甘草水浸一夜，再用款冬叶裹一夜后，去叶晒干用。

【气味】辛，温，无毒。

【主治】《神农本草经》记载：主治肺气上逆咳嗽喘息、咽喉痹塞、各种惊痫、寒热邪气。《名医别录》：主治消渴、呼吸喘气。甄权说：治疗肺气喘促气急、低热困乏、虚劳咳嗽不止、痰唾稠粘、肺痿肺痈、吐脓血。《日化诸家本草》：润泽心肺，补益五脏，除烦消痰，清肝明目，以及中风等疾患。

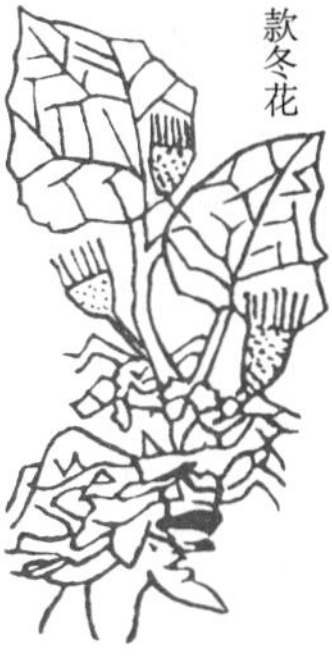

款冬花

【发明】苏颂说：《神农本草经》用它主治咳嗽气逆，古今的方子都最常用其温肺治咳嗽。崔知悌治疗久咳用熏法，每天早晨用鸡蛋大小样的款冬花，拌少量蜂蜜使它润泽，放入装一升的铁铛中，再用一瓦碗钻一小孔，在孔内插一小笔管，用面和成糊状密封，不要漏气，铁铛下加炭火，不一会儿烟从筒中出，用口含服，咽下，如果胸中稍闷，须抬头，并将手指头按住筒口，不使它漏烟，咽到烟出完为止，五日一疗程，到第六日，饱吃羊肉饼，永不复发。寇宗奭说：一人患咳嗽很久，有人告诉用款冬花三两，在无风的地方用笔管吸烟，满口烟后含咽，几日后果然有效。

【附方】《济生方》：咳嗽痰中带血。款冬花、百合蒸后，焙干，等分研末，用蜜做成如龙眼大小，每次睡前嚼一丸，姜汤送下。

决　明

【释名】李时珍说：此马蹄决明也，以明目之功而名。又有草决明、石决明，皆同功者。草决明即青葙子，陶氏所谓萋蒿是也。

【集解】李时珍说：决明有两种：一种马蹄决明，茎高三四尺，叶大于苜蓿，而本小末奓，昼开夜合，两两相帖，秋开淡黄花五出，结角如初生细豇豆，长五六寸。角中子数十粒，参差相连，状如马蹄，青绿色，入眼目药最良。一种茳芒决明，《救荒本草》所谓山扁豆是也。苗茎似马蹄决明，但叶之本小末尖，正似槐叶，夜亦不合。秋开深黄花五出，结角大如小指，长二寸许。角中子成数列，状如黄葵子而扁，其色褐，叶甘滑。二种苗叶皆可作酒曲，俗呼为独占缸。但茳芒嫩苗及花与角子，皆可瀹茹及点茶食；而马蹄决明苗角皆韧苦，不可食也。

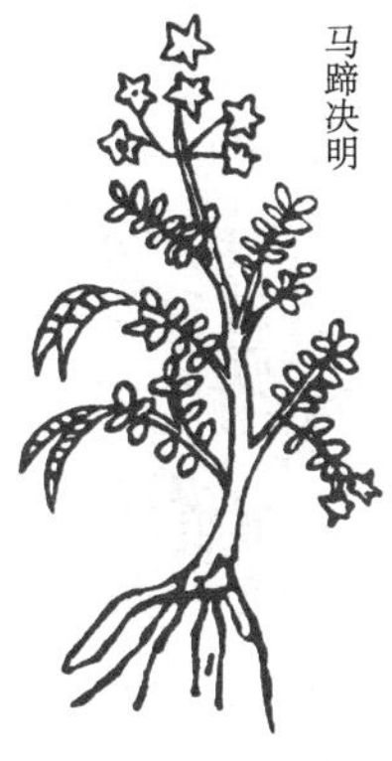

【气味】（子）咸，平，无毒。

【主治】治肝热风眼赤泪。每旦取一匙挼净，空心吞之，百日后夜见物光。（甄权）

【发明】李时珍说：《相感志》言：圃中种决明，蛇不敢入。丹溪朱氏言决明解蛇毒，本于此也。王旻《山居录》言：春月种决明，叶生采食，其花阴干亦可食，切忌泡茶，多食无不患风。按马蹄决明苗角皆韧而苦，不宜于食。纵食之，有利五脏明目之功，何遂至于患风耶？

【附方】积年失明：决明子二升为末，每食后粥饮服方寸匕。（《外台秘要》）青盲雀目：决明一升，地肤子五两，为末，米饮丸梧子大，每米饮下二三十丸。（《普济方》）目赤肿痛：决明子炒研，茶调敷两太阳穴。干则易之。（《医方摘玄》）

车　　前

【释名】当道（《本经》）、芣苡、马舄、牛遗（《别录》）、牛舌草（《诗疏》）、车轮菜（《救荒》）、

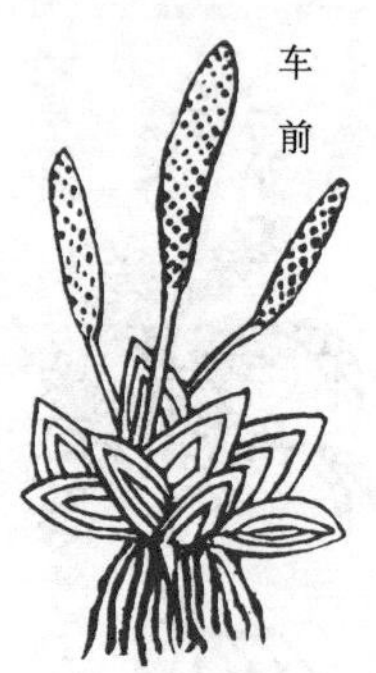

地衣（《纲目》）、蛤蟆衣（《别录》）。

【集解】《别录》记载：车前生真定平泽丘陵阪道中，五月五日采，阴干。

子

【修治】李时珍说：凡用须以水淘洗去泥沙，晒干。入汤液，炒过用；入丸散，则以酒浸一夜，蒸熟研烂，作饼晒干，焙研。

【气味】甘，寒，无毒。

【主治】气癃止痛，利水道小便，除湿痹。久服轻身耐老。（《本经》）

【发明】陶弘景说：车前子性冷利，仙经亦服饵之，云令人身轻，能跳越岸谷，不老长生也。

【附方】补虚明目驻景丸：治肝肾俱虚，眼昏黑花，或生障翳，迎风有泪，久服补肝肾。增目力：车前子、熟地黄（酒蒸焙）各三两，菟丝子（酒浸）五两，为末，炼蜜丸梧子大。每温酒下三十丸，日二服。（《和剂局方》）

叶、根

【修治】雷敩说：凡使须一窠有九叶，内有蕊，茎可长一尺二寸者。和蕊叶根，去土了，称一镒者，力全。使叶勿使蕊茎，锉细，于新瓦上摊干用。

【气味】甘，寒，无毒。

【主治】金疮，止血衄鼻，瘀血血瘕，下血，小便赤，止烦下气，除小虫。（《别录》）

【发明】陶弘景说：其叶捣汁服，疗泄精甚验。

【附方】小便不通：车前草一斤，水三升，煎取一升半，分三服。一方，入冬瓜汁。一方，入桑叶汁。（《百一方》）

狗舌草

【集解】苏恭说：狗舌生渠堑湿地，丛生。叶似车前而无纹理，抽茎开花，黄白色。四月、五月采茎，曝干。

【气味】苦，寒，有小毒。

【主治】蛊疥瘙疮，杀小虫。为末和涂之，即瘥。（苏恭）

狗尾草

【释名】莠、光明草（《纲目》）、阿罗汉草。李时珍说：莠草秀而不实，故字从秀。穗形像狗尾，故俗名狗尾。其茎治目痛，故方士称为光明草、阿罗汉草。

【集解】李时珍说：原野垣墙多生之。苗叶似粟而小，其穗亦似粟，黄白色而无实。采茎筒盛，以治目病。恶莠之乱苗，即此也。

茎

【主治】疣目，贯发穿之，即干灭也。凡赤眼拳毛倒睫者，翻转目睑，以一二茎蘸水戛去恶血，甚良。（时珍）

连　　翘

【释名】《尔雅》称连。异翘。《药性本草》称旱莲子。《神农本草经》叫兰华、三廉、折根。张仲景将根叫连轺。李时珍说：根据《尔雅》所说，连，异翘，就是本名叫连，又名异翘，因此合称为连翘。连轺也作连苕，就是《神农本草经》下品翘根。唐代苏敬修订本草列入“有名未用”中，现在合并为一。旱莲是小翘，人们作为鳢肠，因此同名。

【集解】《名医别录》说：连翘生泰山山谷，八月采收，阴干。陶弘景说：到处有，现在用茎连花果实。

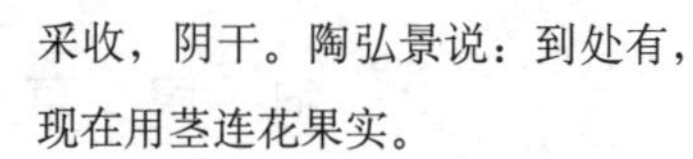

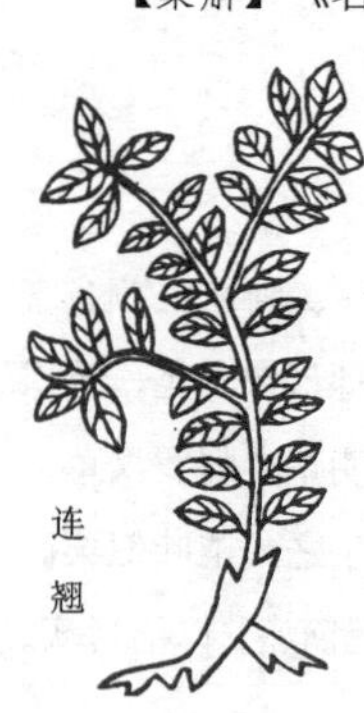

连翘

【气味】苦，平，无毒。

【主治】《神农本草经》记载：主治寒热鼠瘘瘰疬、痈肿、恶疮、瘿瘤、热结蛊毒。《日华诸家本草》：通利小肠，排脓，治疮疖，止痛，通月经。

【发明】李时珍说：连翘形状像人心，两片合成，里面有果仁，很香，是少阴心经，厥阴心包经气分主药。各种疼痛、痒疾、疮疡都属心经病变，因此是十二经疮疡圣药，又清手足少阳、手阳明三经气分的热。

【附方】《集验方》痔疮肿痛：连翘煎汤熏洗，再用刀上飞过的绿矾加麝香贴。

茎、叶

【主治】李时珍说：治心肺积热。

根

【气味】甘，寒、平，有小毒。

【主治】《神农本草经》：下热气，益阴精，使人面色好，明目，久服减肥抗衰老。李时珍说：治疗伤寒瘀热欲发黄疸。

蓝　淀

【释名】李时珍说：淀，俗作靛。南方人掘地作坑，用蓝浸水一夜，加入石灰反复搅，澄清去水，就是青黑色。也可以干收，用来染青蓝色。将搅起的浮沫捞出阴干，称靛花，也就是青黛。

【气味】辛、甘，寒，无毒。

【主治】陈藏器说：解各种毒，敷热疮，治小儿秃疮热肿。李时珍说：止血杀虫，治噎膈病。

【发明】李时珍说：靛是蓝与石灰作成，它的气味与蓝稍有不同，但止血，拔毒，杀虫的作用似乎比蓝好。

【附方】《圣惠方》：时行热毒致心神烦燥。蓝靛一匙，用从井中汲上来的水一盏服。《子母秘录》：小儿热毒丹毒。蓝靛外敷。《普济方》：误吞水蛭。青靛调水饮，随大便排出。

青 黛

【释名】《本草纲目》称靛花。又名青蛤粉。李时珍说：黛，是眉色。刘熙《释名》说：去掉眉毛，用此代替，因此叫黛。

【集解】马志说：青黛从波斯国来，现用太原以及庐陵、南康等处，染淀瓮上沫紫碧色者用之，与青黛同功。李时珍说：波斯青黛，也是外国蓝靛花，既然不可能弄到，那么中国靛花也可用，或者不得已用青布浸汁代替，卖药的人用干靛代替，然而有石灰，入药服应当详细审视。

【气味】咸，寒，无毒。

【主治】《开宝本草》记载：解各种药毒，小儿多种热邪，惊风，痛症发热，流行头痛寒热，和水研服。也可磨敷热疮恶肿、刀伤出血及蛇、犬等毒邪。甄权说：去小儿疳积发热，杀虫。陈藏器说：治小儿丹毒热，和水服，同鸡蛋清、大黄末同用，敷疮痈蛇毒伤。朱震亨说：祛烦热，吐血、咯血、斑疮阴疮，杀恶虫。

【发明】寇宗奭说：青黛是从蓝中提练的。有一妇人从脐下腹上，连及阴部遍生湿疮，状如马爪疮，热痒又痛，大小便困难，出黄汁，饮食也减少，身面微肿。医生当作恶疮诊治，用鳗鲡鱼、松脂、黄丹涂擦，热痛更历害。细问病喜饮酒，喜食蟹鱼动风发物，连忙叫病人洗去膏药，用马齿苋四两，捣烂，加入青黛一两，再研匀涂擦，当时热减退，痛痒都消，仍用八正散，每日服三次，祛除邪热。药干即加药，连用二日，病去三分之一，五日，病去三分之二，二十日愈。这是中下焦蓄风热毒气。若不祛除，会患肠痈内痔。这应禁酒色发物，然而不能禁，后来果然患内痔。

【附方】《医学正传》：心口热痛：用姜汁调青黛一钱服。《中藏经》：肺热咯血：用青饼子、青黛一两，杏仁用牡蛎炒过一两，研匀，黄蜡化和，作成三十个饼子，每次服一饼。用干柿半个夹定，湿纸包裹，煨香嚼食，粥饮送服，每日三次。

火炭母草

【集解】苏颂说：生南恩州原野中。茎赤而柔，似细蓼。叶端尖，近梗形方。夏有白花。秋实如菽，青黑色，味甘可食。

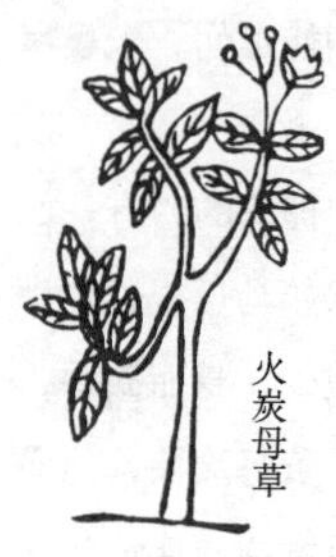

叶

【气味】酸，平，有毒。

【主治】去皮肤风热，流注骨节，痈肿疼痛。不拘时采，于坩器中捣烂，以盐酒炒，敷肿痛处，经宿一易之。（苏颂）

荩　草

【释名】黄草（《吴普》）、绿竹（《唐本》）、绿蓐（《唐本》）、苠草（《纲目》）、盭草、王刍（《尔雅》）、鵖脚莎。李时珍说：此草绿色，可染黄，故曰黄，曰绿也。苠，盭乃北人呼绿字音转也。古者贡草入染人，故谓之王刍，而进忠者谓之荩臣也。《诗》云：终朝采绿，不盈一掬。许慎《说文》云：苠草可以染黄。《汉书》云：诸侯盭绶。晋灼注云：盭草出琅琊，似艾可染，因以名绶。皆谓此草也。

【集解】《别录》记载：荩草生青衣川谷，九月、十月采，可以染作金色。

【气味】苦，平，无毒。吴普说：神农、雷公：苦。之才曰：畏鼠负。

【主治】久咳上气喘逆，久寒惊悸，痂疥白秃疡气，

杀皮肤小虫。（《本经》）治身热邪气，小儿身热。（《吴普》）洗一切恶疮，有效。（大明）

半边莲

【集解】李时珍说：半边莲，小草也。生阴湿塍堑边。就地细梗引蔓，节节而生细叶。秋开小花，淡红紫色，止有半边，如莲花状，故名。又呼急解索。

【气味】辛，平，无毒。

【主治】蛇虺伤，捣汁饮，以滓围涂之。又治寒齁气喘，及疟疾寒热，同雄黄各二钱，捣泥，碗内覆之，待色青，以饭丸梧子大。每服九丸，空心盐汤下。（时珍）

水甘草

【集解】苏颂说：生筠州，多在水旁。春生苗，茎青，叶如柳，无花。土人七月、八月采，单用，不入众药。

【气味】甘，寒，无毒。

【主治】小儿风热丹毒，同甘草煎饮。（苏颂）

蒺藜

【释名】茨（《尔雅》）、旁通（《本经》）、屈人（《本经》）、止行（《本经》）、豺羽（《本经》）、升推。李时珍说："蒺，疾也；藜，利也；茨，刺也。其刺伤人，甚疾而利也。屈人、止行，皆因其伤人也。"

【集解】李时珍说：蒺藜叶如初生皂荚叶，整齐可爱。刺蒺藜状如赤根菜子及细菱，三角四刺，实有仁。其白蒺黎结荚长寸许，内子大如脂麻，状如羊肾而带绿色，今人谓之沙苑蒺藜。

子

【修治】雷敩说：凡使拣净蒸之，从午至酉，晒干，木臼舂令刺尽，用酒拌再蒸，从午至酉，晒干用。

【气味】苦，温，无毒。《别录》记载：辛，微寒。甄权说：甘，有小毒。

【主治】恶血，破症结积聚，喉痹乳难，久服长肌肉，明目轻身。（《本经》）

【附方】月经不通：杜蒺黎、当归等分，为末，米饮每服三钱。（《儒门事亲》）牙齿出血不止，动摇。白蒺藜末，旦旦擦之。（《道藏经》）

花

【主治】阴干为末，每温酒服二三钱，治白癜风。（宗奭）

苗

【主治】煮汤，洗疥癣风疮作痒。（《千金》）

【附方】诸疮肿毒：蒺藜蔓洗，三寸截之，取得一斗。以水五升，煮取二升，去滓，纳铜器中，又煮取一升，纳小器中，煮如饴状，以涂肿处。（《千金方》）

白蒺藜

【气味】甘，温，无毒。

【主治】补肾，治腰痛泄精，虚损劳乏。（时珍）

【发明】李时珍说：古方补肾治风，皆用刺蒺藜。后世补肾多用沙苑蒺黎，或以熬膏和药，恐其功亦不甚相远也。刺蒺藜炒黄去刺，磨面作饼，或蒸食，可以救荒。

大黄

【释名】黄良（《本经》）、将军（《当之》）、火参（《吴普》）、肤如（《吴普》）。陶弘景曰：大黄，其色也。将军之号，当取其骏快也。

【集解】雷敩说：凡使细切，以文如水旋斑紧重者，锉片蒸之，从巳至未，晒干，又洒腊水蒸之，从未至亥，如此凡七次。晒干，却洒淡蜜水再蒸一伏时，其大黄必如乌膏样，乃晒干用。

【气味】（根）苦，寒，无毒。

【主治】下痢赤白，里急腹痛，小便淋沥，实热燥结，潮热谵语，黄疸，诸火疮。（时珍）

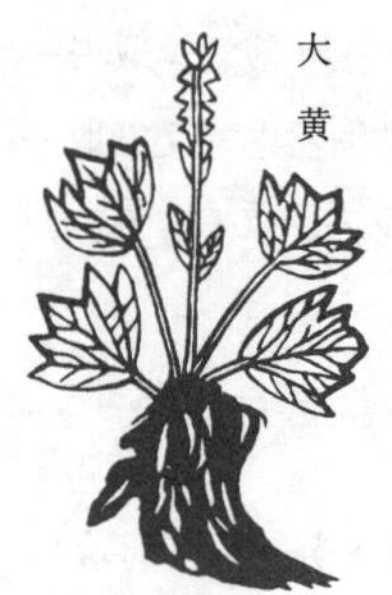

【发明】时珍曰：大黄乃足太阴、手足阳明、手足厥阴五经血分之药。凡病在五经血分者，宜用之。若在气分用之，是谓诛伐无过矣。泻心汤治心气不足吐血、衄血者，乃真心之气不足，而手厥阴心包络、足厥阴肝、足太阴脾、足阳明胃之邪火有余也。虽曰泻心，实泻四经血中之伏火也。又仲景治心下痞满。按之软者，用大黄、黄连泻心汤主之。此亦泻脾胃之湿热，非泻心也。病发于阴而反下之，则作痞满，乃寒伤营血，邪气乘虚结于上焦。胃之上脘在于心，故曰泻心，实泻脾也。《素问》曰：太阴所至为痞满。又云：浊气在上，则生䐜胀，是矣。病发于阳而反下之，则成结胸，乃热邪陷入血分，亦在上脘分野。仲景大陷胸汤丸皆用大黄，亦泻脾胃血分之邪，而降其浊气也。若结胸在气分，则只用小陷胸汤；痞满在气分，则用半夏泻心汤矣。成无己注释《伤寒论》，亦不知分别此义。

【附方】汤火伤灼：庄浪大黄（生研），蜜调涂之。不惟止痛，又且灭瘢。（《洪迈夷坚志》）

商　陆

【集解】蓫薚、当陆（《开宝》）、章柳（《图经》）、白昌（《开宝》）、马尾（《广雅》）、夜呼（《本经》）。

李时珍说：商陆昔人亦种之为蔬，取白根及紫色者擘破，作畦栽之，亦可种子。根苗茎并可洗蒸食，或用灰汁煮过亦良。服丹砂、乳石人食之尤利。其赤与黄色者有毒，不可食。

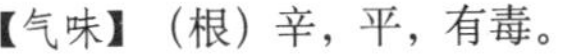

商陆

【气味】（根）辛，平，有毒。

【主治】疗胸中邪气，水肿痿痹，腹满洪直，疏五脏，散水气。（《别录》）

【发明】李时珍说：商陆苦寒，沉也，降也，阴也。其性下行，专于行水，与大戟、甘遂，盖异性而同功，胃气虚弱者不可用。方家治肿满、小便不利者，以赤根捣烂，入麝香三分，贴于脐心，以帛束之，得小便利即肿消。又治湿水，以指画肉上，随散不成文者，用白商陆、香附子（炒干），出火毒，以酒浸一夜，晒干为末。每服二钱，米饮下。或以大蒜同商陆煮汁服亦可。其茎叶作蔬食，亦治肿疾。

【附方】一切毒肿：章陆（即商陆）根和盐少许，捣敷，日再易之。（孙真人《食忌》）

狼　　毒

【释名】李时珍说：观其名，知其毒矣。

【集解】马志说：狼毒叶似商陆及大黄，茎叶上有毛，根皮黄、肉白。以实重者为良，轻者为力劣。《别录》记载：二月、八月采根，阴干，陈而沉水者良。

【气味】（根）辛，平，有大毒。

【主治】咳逆上气，破积聚饮食，寒热水气，恶疮鼠瘘疽蚀，鬼精蛊毒，杀飞鸟走兽。（《本经》）

【附方】积年干癣生痂，搔之黄水出，每逢阴雨即痒：用狼毒末涂之。（《圣惠方》）

大　戟

【释名】邛巨（《尔雅》）、下马仙（《纲目》）。

【集解】《别录》记载：大戟生常山。十二月采根，阴干。

根

【修治】李时珍说：凡采得以浆水煮软，去骨，晒干用。海芋叶麻而有毒，恐不可用也。

【气味】苦，寒，有小毒。

【主治】蛊毒，十二水，腹满急痛积聚，中风皮肤疼痛，吐逆。（《本经》）

【发明】成无己曰：大戟、甘遂之苦以泄水者，肾所主也。

【附方】中风发热：大戟、苦参四两，白酢浆一斗，煮熟洗之，寒乃止。（《千金方》）

蓖　　麻

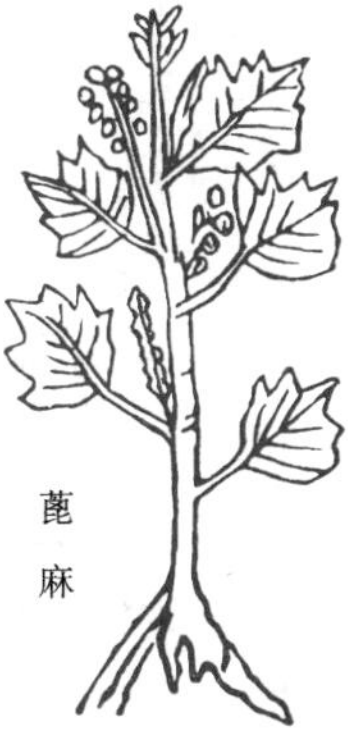

【释名】李时珍说：蓖亦作螕。螕，牛虱也。其子有麻点，故名蓖麻。

【集解】李时珍说：取蓖麻油法：用蓖麻仁五升捣烂，以水一斗煮之，有沫撇起，待沫尽乃止。去水，以沫煎至点灯不炸、滴水不散为度。

蓖麻

【气味】（子）甘，辛，平，有小毒。

【主治】水症。以水研二十枚服之，吐恶沫，加至三十枚，三日一服，瘥则止。又主风虚寒热，身体疮痒浮肿，尸疰恶气，榨取油涂之。（《唐本》）

【发明】李时珍说：蓖麻仁甘、辛，有毒热，气味颇近巴豆，亦能利人，故下水气。

【附方】催生下胎：不拘生胎死胎。蓖麻二个，巴豆一个，麝香一分，研贴脐中并足心。又下生胎，一月一粒，温酒吞下。（《集简方》）

虎掌、天南星

【释名】虎膏（《纲目》）、鬼蒟蒻（《日华》）。

【集解】《别录》记载：虎掌生汉中山谷及冤句。二月、八月采，阴干。

【修治】苏颂说：九月采虎掌根，去皮脐，入器中汤浸五七日，日换三四遍，洗去涎，曝干用。或再火炮裂用。

【气味】苦，温，有大毒。《别录》记载：微寒。

【主治】心痛，寒热结气，积聚伏梁，伤筋痿拘缓，利水道。（《本经》）

【发明】李时珍说：虎掌、天南星，乃手足太阴脾肺之药。味辛而麻，故能治风散血；气温而燥，故能胜湿除涎；性紧而毒，故能攻积拔肿而治口喎舌糜。

【附方】中风口噤，目瞑，无门下药者。开关散：用天南星为末，入白龙脑等分，五月五日午时合之。每用中指点末，揩齿三二十遍，揩大牙左右，其口自开。又名破棺散。（《经验方》）诸风口噤：天南星炮锉，大人三钱，小儿三字，生姜五片，苏叶一钱，水煎减半，入雄猪胆汁少许，温服。（《仁斋直指方》）

半　　夏

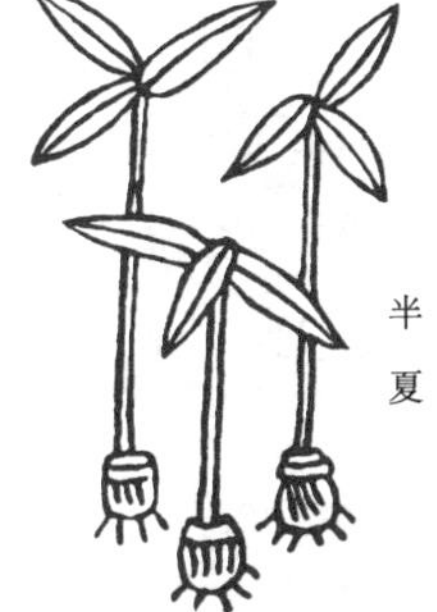

【释名】守田（《别录》）、水玉（《本经》）、地文（《本经》）、和姑（《吴普》）。

【集解】《别录》记载：半夏生槐里川谷。五月、八月采根，曝干。

【修治】陶弘景说：凡用，以汤洗十许过，令滑尽。不尔，有毒戟人咽喉。方中有半夏必须用生姜者，以制其毒故也。

根

【气味】辛，平，有毒。

【主治】伤寒寒热，心下坚，胸胀咳逆，头眩，咽喉肿痛，肠鸣，下气止汗。（《本经》）

【发明】甄权说：半夏使也。虚而有痰气，宜加用之。

【附方】风痰喘急千缗汤：用半夏（汤洗）七个，甘草（炙）、皂荚（炒）各一寸，姜二片，水一盏，煎七分，温服。（《苏沈良方》）

凤　　仙

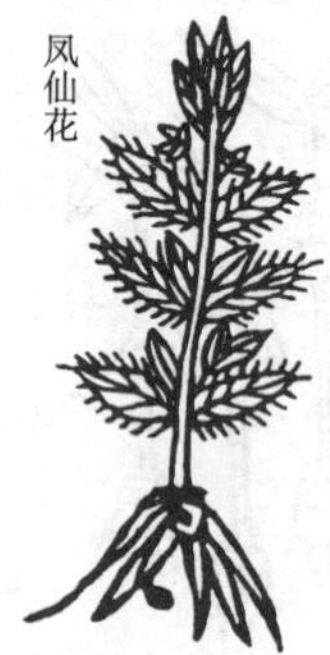

【释名】急性子（《救荒》）、旱珍珠（《纲目》）、金凤花（《纲目》）、小桃红（《救荒》）、夹竹桃（《救荒》）、海蒳（音纳）、染指甲草（《救荒》）、菊婢。李时珍说：其花头翅尾足，俱翘翘然如凤状，故以名之。

【集解】李时珍说：凤仙人家多种之，极易生。

子

【气味】微苦，温，有小毒。

【主治】产难，积块噎膈，下骨哽，透骨通窍。（时珍）

【发明】李时珍说：凤仙子其性急速，故能透骨软坚。庖人烹鱼肉硬者，投数粒即易软烂，是其验也。缘其透骨，最能损齿，与玉簪根同，凡服者不可着齿也。多用亦戟人咽。

【附方】产难催生：凤仙子二钱，研末。水服，勿近牙。外以蓖麻子，随年数捣涂足心。（《集简方》）

花

【气味】甘，滑，温，无毒。

【主治】蛇伤，擂酒服即解。又治腰胁引痛不可忍者，研饼晒干为末，空心每酒服三钱，活血消积。（时珍）

【附方】风湿卧床不起：用金凤花、柏子仁、朴硝、木瓜煎汤洗浴，每日二、三次。内服独活寄生汤。（吴旻 《扶寿精方》）

根、叶

【气味】苦、甘、辛，有小毒。

【主治】鸡鱼骨哽，误吞铜铁，杖扑肿痛，散血通经，软坚透骨。（时珍）

【附方】马患诸病：白凤仙花连根叶熬膏。遇马有病，抹其眼四角上，即汗出而愈。（《卫生易简方》）

芫 花

【释名】李时珍说：芫或作杬，其义未详。

【修治】李时珍说：芫花留数年陈久者良。用时以好醋煮十数沸，去醋，以水浸一宿，晒干用，则毒灭也。或以醋炒者次之。

【气味】辛，温，有小毒。

【主治】咳逆上气，喉鸣喘，咽肿短气，蛊毒鬼疟，

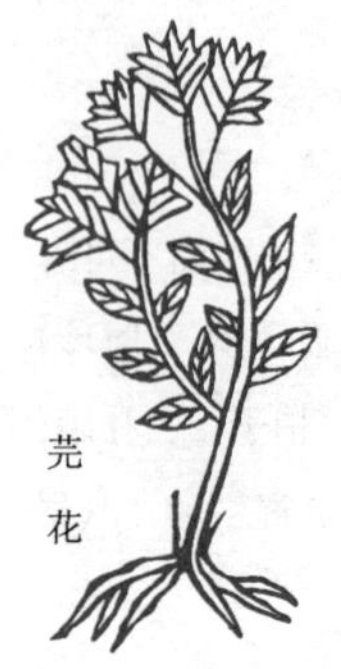

疝瘕痈肿。杀虫鱼。（《本经》）

【发明】李时珍说：张仲景治伤寒太阳证，表不解，心下有水气，干呕发热而咳，或喘或利者，小青龙汤主之。

【附方】水蛊胀满：芫花、枳壳等分，以醋煮芫花至烂，乃下枳壳煮烂，捣丸梧子大。每服三十丸，白汤下。（《普济方》）

荛　花

【释名】李时珍说：荛者，饶也。其花繁饶也。

【集解】李时珍说：按苏颂《图经》言：绛州所出芫花黄色，谓之黄芫花。其图小株，花成簇生，恐即此荛花也。生时色黄，干则如白，故陶氏言细白也。或言无荛花，以桃花代之，取其利耳。

【气味】苦，寒，有毒。《别录》记载：辛，微寒，有毒。

【主治】伤寒温疟，下十二水，破积聚大坚症瘕，荡涤肠胃中留癖饮食寒热邪气，利水道。（《本经》）疗痰饮咳嗽。（《别录》）治咳逆上气，喉中肿满，

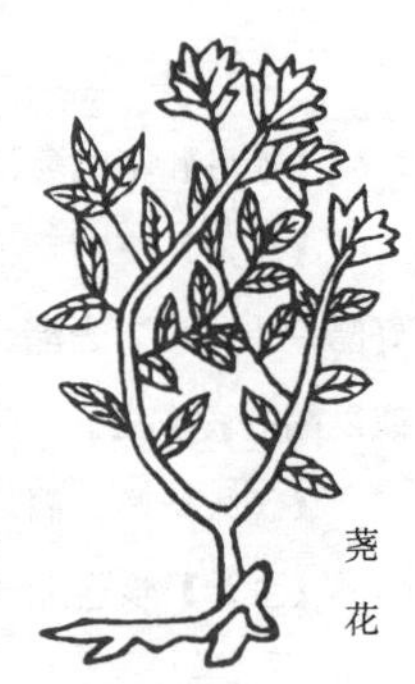

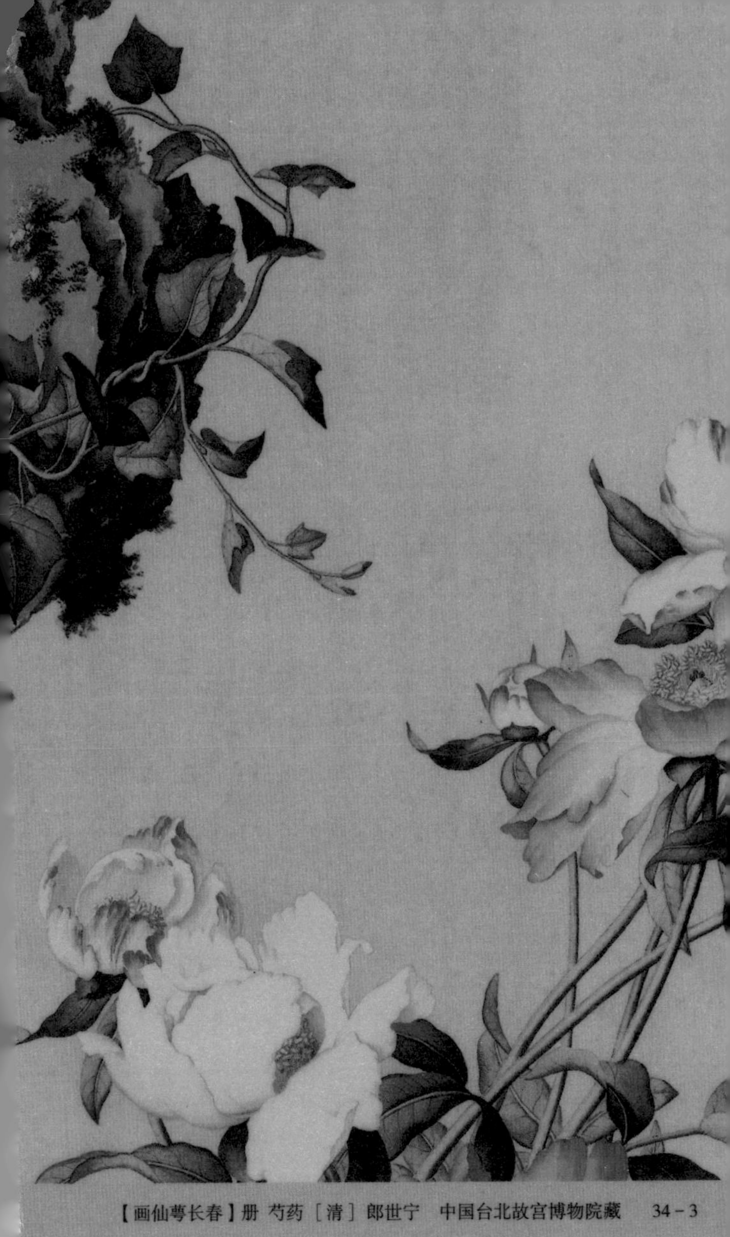

【画仙尊长春】册 芍药［清］郎世宁 中国台北故宫博物院藏

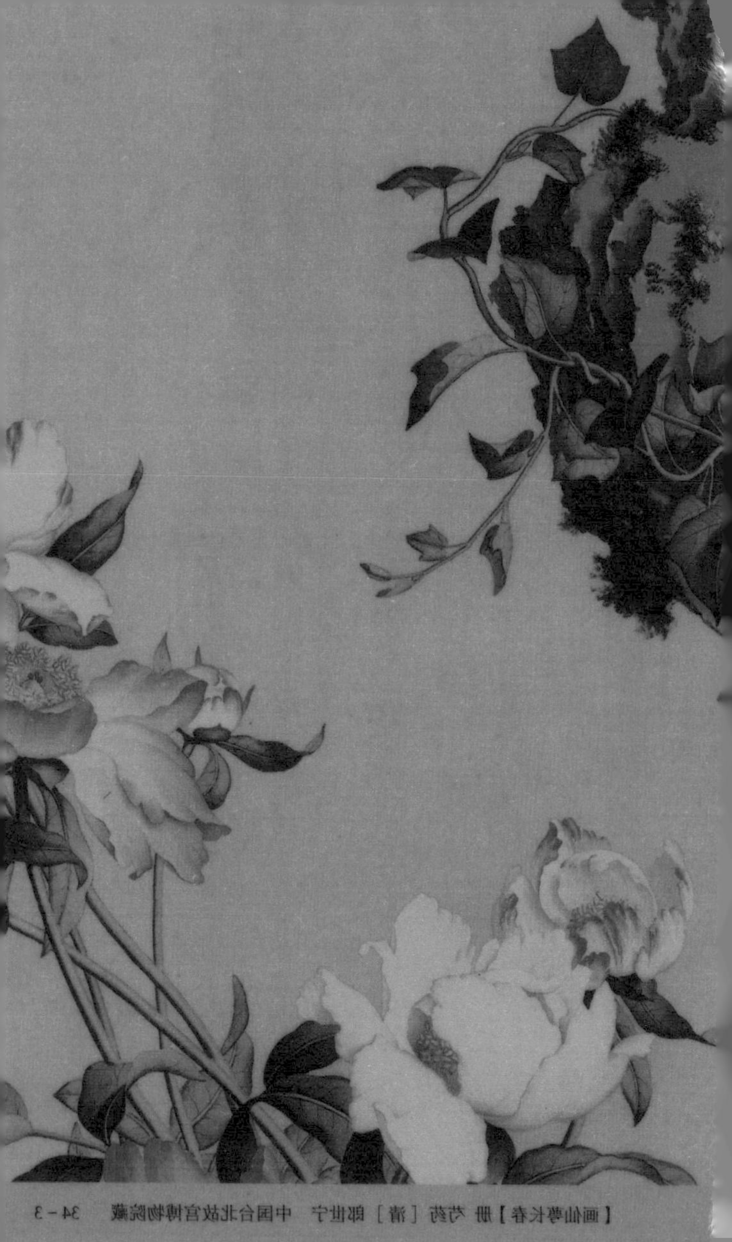

【画仙萼长春】册 芍药 ［清］郎世宁 中国台北故宫博物院藏 34－3

痓气蛊毒，痃癖气块。（甄权）

【发明】寇宗奭说：张仲景《伤寒论》以荛花治利者，取其行水也。水去则利止，其意如此。今用之当斟酌，不可过使与不及也。须有是证乃用之。

莽草

【释名】芮草、芒草（《山海经》）、鼠莽。

【正误】《别录》记载：一名葞，一名春草。

【集解】《别录》记载：莽草生上谷山谷及冤句。五月采叶，阴干。

叶

【修治】雷敩说：凡使取叶细锉，以生甘草、水蓼二味同盛入生稀绢袋中，甑中蒸一日，去二件，晒干用。

【气味】辛，温，有毒。

【主治】风头痈肿，乳痈疝瘕，除结气疥瘙。杀虫鱼。（《本经》）

【发明】苏颂说：古方治风毒痹厥诸酒，皆用芮草。今医家取叶煎汤，热含少顷吐之，治牙齿风虫及喉痹甚效。

【附方】风虫牙痛《肘后方》：用莽草煎汤，热漱冷吐。一加山椒皮；一加独活；一加郁李仁。（《梅师方》）

荨麻

【释名】毛藜。李时珍说：荨字本作藜。杜子美有除藜草诗，是也。

【集解】苏颂说：荨麻生江宁府山野中。

【气味】辛、苦，寒，有大毒。吐利不止。

【主治】蛇毒，捣涂之。（苏颂）风疹初起，以此点之，一夜皆失。（时珍）

海芋

【释名】观音莲（《纲目》）、羞天草（《玉册》）、天荷（《纲目》）、隔河仙。

【集解】李时珍说：海芋生蜀中，今亦处处有之。春生苗，高四五尺。大叶如芋叶而有干。夏秋间，抽茎开花，如一瓣莲花，碧色。花中有蕊，长作穗，如观音像在圆光之状，故俗呼为观音莲。方士号为隔河仙，云可变金。其根似芋魁，大者如升碗，长六七寸，盖野芋之类也。《庚辛玉册》云：羞天草，阴草也。生江广深谷涧边。其叶极大，可以御雨，叶背紫色。花如莲花。根叶皆

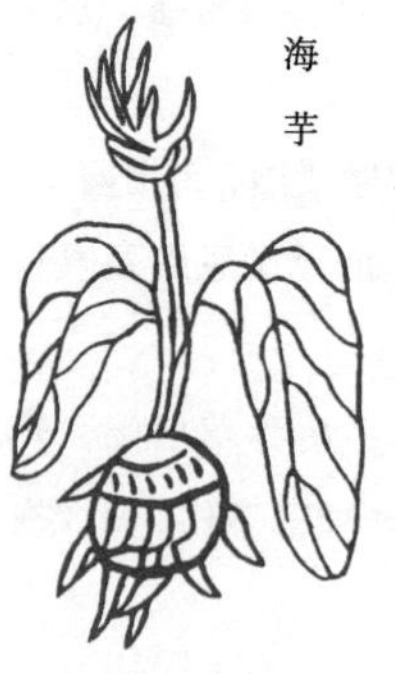

有大毒。可煅粉霜、朱砂。小者名野芋。宋祁《海芋赞》云：木干芋叶，拥肿盘戾。《农经》弗载，可以治疠。

【气味】辛，有大毒。

【主治】疟瘴毒肿风癞。伏硇砂。（时珍）

【附录】透山根：李时珍说：按《岣嵝神书》云：透山根生蜀中山谷，草类蘼芜，可以点铁成金。昔有人采药，误斫此草，刀忽黄软成金也。

菟丝子

【释名】菟缕（《别录》）、菟累（《别录》）、菟芦（《本经》）、菟丘（《广雅》）、赤网（《别录》）、玉女（《尔雅》）、唐蒙（《尔雅》）、火焰草（《纲目》）、野狐丝（《纲目》）、金线草。陶弘景说：旧言下有茯苓，上有菟丝，不必尔也。

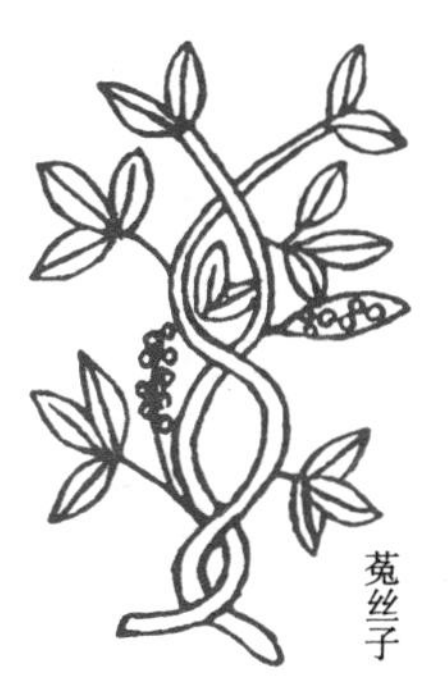
菟丝子

【集解】陶弘景说：田野墟落中甚多，皆浮生蓝、纻、麻、蒿上。其实，《仙经》俗方并以为补药，须酒浸一宿用，宜丸不宜煮。

子

【修治】李时珍说：凡用以温水淘去沙泥，酒浸一宿，曝干捣之。不尽者，再浸曝捣，须臾悉细。

【气味】辛、甘，平，无毒。

【主治】续绝伤，补不足，益气功，肥健人。（《本经》）

【发明】雷敩说：菟丝子禀中和凝正阳气，一茎从树干枝而成，从中春上阳结实，故偏补人卫气，助人筋脉。

【附方】消渴不止：菟丝子煎汁，任意饮之，以止为度。（《事林广记》）

苗

【气味】甘，平，无毒。

【主治】研汁涂面，去面皯。（《本经》）挼碎煎汤，浴小儿，疗热痱。（弘景）

【附方】目中赤痛：野狐浆草，捣汁点之。（《圣惠方》）

【附录】难火兰。（《拾遗》）陈藏器说：味酸，温、无毒。主冷气风痹，开胃下食，去腹胀。久服明目。生巴西胡国。状似菟丝子而微长。

五　味　子

【释名】苏恭说：五味，皮肉甘、酸，核中辛、苦，都有咸味，此则五味俱也。

【集解】李时珍说：五味今有南北之分，南产者色红，北产者色黑。入滋补药必用北产者乃良。

【气味】酸，温，无毒。

【主治】益气，咳逆上气，劳伤羸瘦，补不足，强阴，益男子精。（《本经》）

【发明】孙思邈说：五六月宜常服五味子汤，以益肺金之气，在上则滋源，在下则补肾。

【附方】久咳肺胀：五味二两，粟壳（白饧炒过）半两，为末，白饧丸弹子大。每服一丸，水煎服。（《卫生家宝方》）

覆盆子

【释名】堇（《尔雅》）、葥盆（《尔雅》）、西国草（《图经》）、毕楞伽（《图经》）、大麦莓、插田藨、乌藨子（《纲目》）。李时珍说：五月子熟，其色乌赤，故俗名乌藨、大麦莓、插田藨，亦曰栽秧藨。

【集解】时珍曰：蓬蘽子以八九月熟，故谓之割田藨。覆盆以四五月熟，故谓之插田藨，二藨熟时色皆乌赤，故能补肾。李时珍说：采得捣作薄饼，晒干密贮，临时

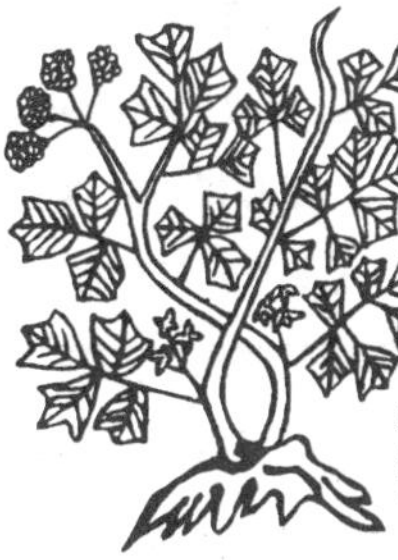

覆盆子

以酒拌蒸尤妙。

【气味】甘，平，无毒。

【主治】益气轻身，令发不白。（《别录》）

【发明】李时珍说：覆盆、蓬蘽，功用大抵相近，虽是二物，其实一类而二种也。一早熟，一晚熟，兼用无妨，其补益与桑椹同功。若树莓则不可混采者也。

【附方】阳事不起：覆盆子，酒浸焙研为末。每旦酒服三钱。（《集简方》）

使 君 子

【释名】留求子。李时珍说：按嵇含《南方草木状》谓之留求子，疗婴孺之疾。则自魏、晋已用，但名异耳。

【集解】李时珍说：其藤如葛，绕树而上。叶青如五加叶。五月开花，一簇一二十葩，红色轻盈如海棠。其实长寸许，五瓣合成，有棱。有时半黄，老则紫黑。其中仁长如榧仁，色味如栗。久则油黑，不可用。

【气味】甘，温，无毒。

【主治】小儿五疳，小便白浊，杀虫，疗泻痢。（《开宝》）健脾胃，除虚热，治小儿百病疮癣。（时珍）

【发明】李时珍说：凡杀虫药多是苦辛，惟使君子、榧子甘而杀虫，亦异也。凡大人小儿有虫病，但每月上旬侵晨空腹食使君子仁数枚，或以壳煎汤咽下，次日虫皆死而出也。或云：七生七煨食亦良。忌饮热茶，犯之即泻。此物味甘气温，既能杀虫，又益脾胃，所以能敛虚热而止泻痢，为小儿诸病要药。

【附方】虫牙疼痛：使君子煎汤频漱。（《集简方》）

牵 牛 子

【释名】黑丑（《纲目》）、草金铃（《炮炙论》）、盆甑草（《纲目》）、狗耳草（《救荒》）。李时珍说：近人隐其名为黑丑，白者为白丑，盖以丑属牛也。

【修治】李时珍说：今多只碾取头末，去皮麸不用。亦有半生半熟用者。

【气味】苦，寒，有毒。

【主治】下气，疗脚满水肿，除风毒，利小便。（《别录》）

【发明】李时珍说：牵牛自宋以后，北人常用取快。及刘守真、张子和出，又倡为通用下药。

【附方】大便不通：用牵牛子半生半熟，为末。每服二钱，姜汤下。未通，再以茶服。（《简要济众方》：一方加大黄等分。一方加生槟榔等分）

月 季 花

【释名】月月红、胜春、瘦客、斗雪红。

【集解】李时珍说：处处人家多栽插之，亦蔷薇类也。青茎长蔓硬刺，叶小于蔷薇，而花深红，千叶厚瓣，逐月开放，不结子也。

【气味】甘，温，无毒。

【主治】活血，消肿，无毒。（时珍）

【附方】瘰疬未破：用月季花头二钱，沉香五钱，芫花（炒）三钱，碎锉，入大鲫鱼腹中，就以鱼肠封固，酒、水各一盏，煮熟食之，即愈。鱼须安粪水内游死者方效。此是家传方，活人多矣。（《谈野翁试验方》）

葛

【释名】鸡齐（《本经》）、鹿藿（《别录》）、黄斤（《别录》）。

【集解】《别录》记载：葛根生汶山川谷，五月采根，曝干。

根

【气味】甘、辛，平，无毒。

【主治】消渴，身大热，呕吐，诸痹，起阴气，解诸毒。（《本经》）

【发明】陶弘景说：生葛捣汁饮，解温病发热。五月五日日中时，取根为屑，疗金疮断血为要药，亦疗疟及疮，至良。

【附方】伤寒头痛二三日发热者：葛根五两，香豉

一升，以童子小便八升，煎取二升，分三服。食葱豉粥取汗。（《梅师方》）

谷

【气味】甘，平，无毒。

【主治】下痢十岁已上。（《本经》）解酒毒。（时珍）

花

【气味】同谷。

【主治】消酒。（《别录》）

叶

【主治】金疮止血。挼敷之。（《别录》）

蔓

【主治】卒喉痹。烧研，水服方寸匕。（苏恭）消痈肿。（时珍）

【附方】小儿口噤：病在咽中，如麻豆许，令儿吐沫，不能乳食。葛蔓（烧灰）一字，和乳汁点之，即瘥。（《圣惠方》）

【附录】铁葛。（《拾遗》）陈藏器说：根：味甘，温，无毒。主一切风，血气羸弱，令人性健。

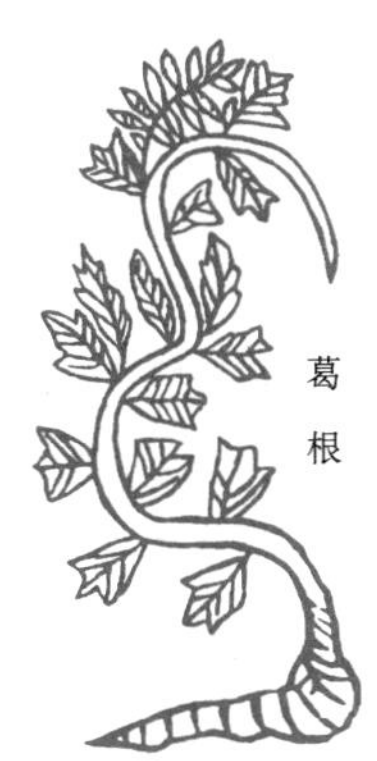

久服，治风缓偏风。生山南峡中。叶似枸杞，根如葛，黑色。

天 门 冬

【释名】虋（音门）冬、颠勒（《本经》）、颠棘（《尔雅》）、天棘（《纲目》）、万岁藤。李时珍说：草之茂者为虋，俗作门。此草蔓茂，而功同麦门冬，故曰天门冬，或曰天棘。

【集解】《别录》记载：天门冬生奉高山谷。二月、三月、七月、八月采根，曝干。李时珍说：生苗时，亦可以沃地栽种。

根

【修治】苏颂说：二、三、七、八月采根，蒸剥去皮，四破去心，曝干用。

【气味】苦，平，无毒。

【主治】诸暴风湿偏痹，强骨髓，杀三虫，去伏尸。久服轻身益气延年。不饥。（《本经》）

【发明】甄权说：天门冬冷而能补，患人体虚而热者，宜加用之。和地黄为使，服之耐老头不白。

【附方】天门冬酒：补五脏、调六腑，令人无病。天门冬三十斤，去心捣碎，以水二石，煮汁一石，糯米一斗，细曲十斤，如常炊酿，酒熟，日饮三杯。

何首乌

【释名】李时珍说：赤者能消肿毒，外科呼为疮帚、红内消。

【集解】李时珍说：凡诸名山、深山产者，即大而佳也。

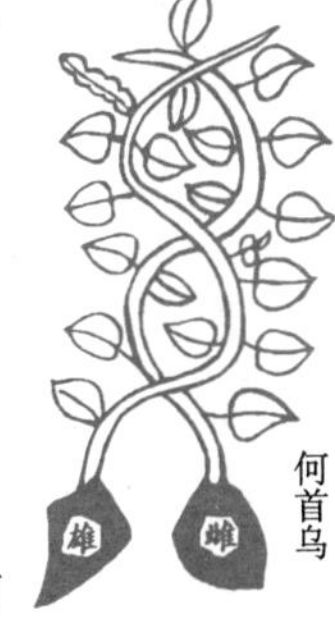

何首乌

根

【气味】苦、涩，微温，无毒。

【主治】瘰疬，消痈肿，疗头面风疮，治五痔，止心痛，益血气，黑髭发，悦颜色。久服长筋骨，益精髓，延年不老。亦治妇人产后及带下诸疾。（《开宝》）

【发明】李时珍说：何首乌，足厥阴、少阴药也。

【附方】自汗不止：何首乌末，津调，封脐中。（《集简方》）

茎、叶

【主治】风疮疥癣作痒，煎汤洗浴，甚效。（时珍）

土茯苓

【释名】土萆薢（《纲目》）、刺猪苓（《图经》）、山猪粪（《纲目》）、草禹余粮（《拾遗》）、仙遗粮（《纲目》）、冷饭团（《纲目》）、硬饭（《纲目》）、山地栗（《纲目》）。

【集解】苏颂说：施州一种刺猪苓，蔓生。春夏采根，削皮焙干。彼土人用敷疮毒，殊效。

根

【气味】甘、淡，平，无毒。

【主治】健脾胃，强筋骨，去风湿，利关节，止泄泻，治拘挛骨痛，恶疮痈肿。解汞粉、银朱毒。（时珍）

【发明】汪机说：近有好淫之人，多病杨梅毒疮，药用轻粉，愈而复发，久则肢体拘挛，变为痈漏，延绵岁月，竟致废笃。

【附方】小儿杨梅：疮起于口内，延及遍身，以土萆薢末，乳汁调服。月余自愈。（《外科发挥》）

白　蔹

【释名】白草（《本经》）、白根（《别录》）、兔核（《本经》）、猫儿卵（《纲目》）、昆仑（《别录》）。

【集解】《别录》记载：白蔹生衡山山谷。二月、八月采根，曝干。

根

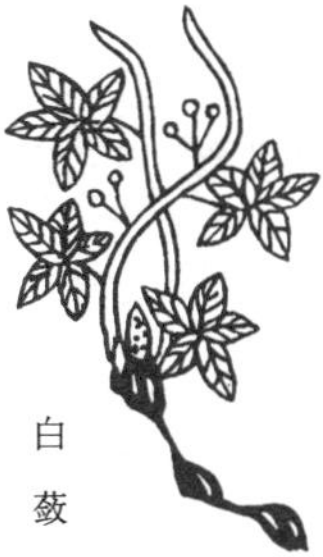

【气味】苦，平，无毒。

【主治】痈肿疽疮，散结气，止痛除热，目中赤，小儿惊痫温疟，女子阴中肿痛，带下赤白。(《本经》)

【发明】陶弘景说：生取根捣，敷痈肿，有效。

白蔹

【附方】面生粉刺：白蔹二分，杏仁半分，鸡屎白一分，为末，蜜和杂水拭面。（《肘后方》）

木 莲

【释名】薜荔（《拾遗》）、木馒头（《纲目》）、鬼馒头。

【集解】陈藏器说：薜荔夤绿树木，三五十年渐大，枝叶繁茂。叶圆，长二三寸，厚若石韦。生子似莲房，打破有白汁，停久如漆。中有细子，一年一熟。子亦入药，采无时。

叶

【气味】酸，平，无毒。

【主治】背痈，干末服之，下利即愈。（颂）

【发明】艾晟说：《图经》言薜荔治背疮。近见宜兴县一老举人，年七十余，患发背。村中无医药，急取薜荔叶研烂绞汁，和蜜饮数升，以滓敷之，后用他药敷贴遂愈。其功实在薜荔，乃知《图经》之言不妄。

藤　汁

【主治】白癜风，疬疡风，恶疮疥癣，涂之。(大明)

木　莲

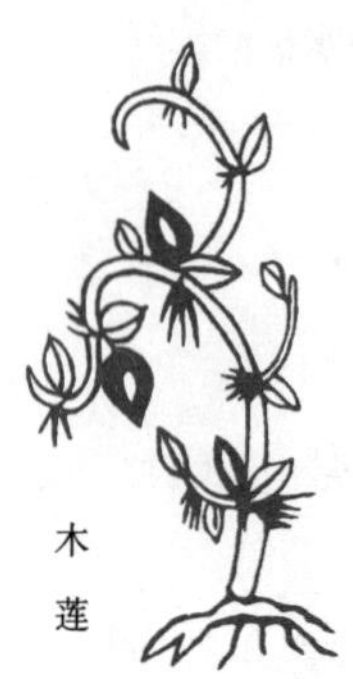
木莲

【气味】甘，平，涩，无毒。

【主治】壮阳道，尤胜。（颂）固精消肿，散毒止血，下乳，治久痢肠痔，心痛阴癞。（时珍）

【附方】肠风下血大便更涩。木馒头（烧）、枳壳（炒）等分，为末。每服二钱，槐花酒下。(杨倓《家藏方》)

【附录】地锦。（《拾遗》）李时珍说：别有地锦草，与此不同，见草之六。

天　仙　藤

【集解】苏颂说：生江淮及浙东山中。春生苗蔓，延作藤。叶似葛叶，圆而小，有白毛，四时不凋。根有须。夏月采取根苗。南人多用之。

【气味】苦，温，无毒。

【主治】解风劳。同麻黄，治伤寒，发汗。同大黄，堕胎气。（苏颂）流气活血，治心腹痛。（时珍）

【附方】疝气作痛：天仙藤一两，好酒一碗，煮至半碗，服之神效。（孙天仁《集效方》）

泽　泻

【释名】水泻（《本经》）、鹄泻（《本经》）、及泻（《别录》）、藚、芒芋（《本经》）、禹孙。

【集解】《别录》记载：泽泻生汝南池泽。五月采叶，八月采根，九月采实，置阴凉处风干。

根

【修治】雷敩说：不计多少，细锉，酒浸一宿，取出曝干，可随时服用。

【气味】甘，寒，无毒。

【主治】风寒湿痹，乳难，养五脏，益气力，肥健，消肿胀、利尿。久服，耳目聪明，不饥延年，轻身面生光，能步行水上。（《本经》）

【发明】苏颂说：《素问》治酒风身热汗出，用泽泻、术。

【正误】陶弘景说：《仙经》服食断谷皆用之。身轻如燕，能步行水上。

【附方】水湿肿胀：白术、泽泻各一两，为末，或为丸。每服三钱，茯苓汤下。（《保命集》）

叶

【气味】咸，平，无毒。

【主治】大风，无乳，难产，强阴气。久服轻身。（《别录》）壮水脏，通血脉。（大明）

实

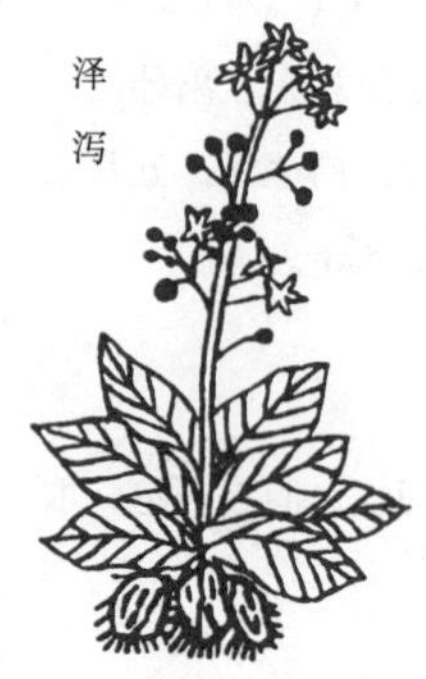

【气味】甘，平，无毒。

【主治】风痹消渴，益肾气，强阴，补不足，除邪湿。久服面生光，令人无子。（《别录》）

【发明】李时珍说：《别录》言泽泻叶及实，强阴气，久服令人无子，而《日华子》言泽泻催生，补女人血海，令人有子，似有不同。既云强阴，何以令人无子？既能催生，何以令人有子？盖泽泻同补药，能逐下焦湿热邪垢，邪气既去，阴强海净，谓之有子可也；若久服则肾气大泄，血海反寒，谓之无子可也。所以读书不可执一。

【附录】酸恶。《别录》有名未用解释说：主恶疮，去白虫。生水旁，状如泽泻。

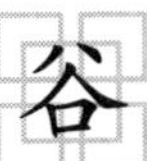

谷部

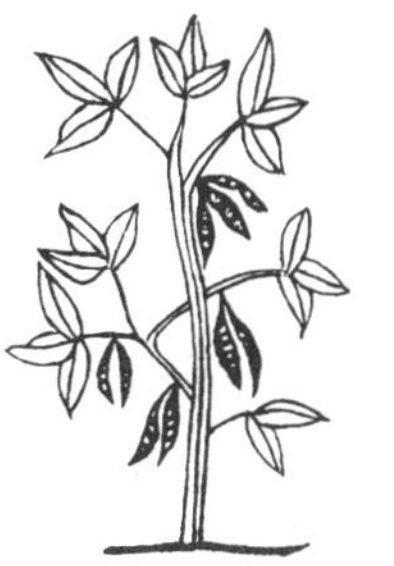

胡麻

【释名】巨胜，脂麻。李时珍说：按沈存中《笔谈》云：胡麻即今油麻。古者中国止有大麻，其实为蕡。汉使张骞始自大宛得油麻种来，故名胡麻，来区别中国的大麻。

【集解】陶弘景说：服食胡麻，取乌色者，当九蒸九曝，熬捣饵之。

【气味】甘，平，无毒。

【主治】长期食用可耳聪目明，耐饥渴，延年。疗金疮止痛。（《别录》）

亚麻

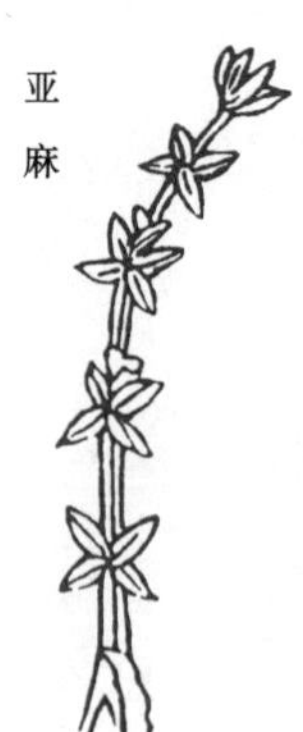

【释名】雅麻（《图经》）、壁虱胡麻（《纲目》）。

【集解】苏颂说：亚麻子出兖州、威胜军。苗叶俱青，花白色。八月上旬采其实用。李时珍说：今陕西人亦种之，即壁虱胡麻也。其实亦可榨油点灯，气恶不能食用。其茎穗颇似茺蔚，子不同。

子

【气味】甘，微温，无毒。

【主治】大风疮癣。（苏颂）

大　　麻

【释名】火麻，黄麻。李时珍说：大麻即今火麻，亦曰黄麻。处处种之，剥麻收子。

麻　　仁

【气味】甘，平，无毒。

【主治】补中益气。（《本经》）

【发明】王好古说：麻仁，手阳明、足太阴药也。盗汗、胃热、便难，三者皆燥也。故用之以通润也。

【附方】大便不通：麻子煮粥：用冬麻子半斤，研碎，水滤取汁，入粳米二合，煮稀粥，下葱、椒、盐、豉。空腹食用。（《肘后方》）

麻　　根

【主治】难产、崩漏带下。（苏恭）

小　麦

【气味】甘，微寒，无毒。李时珍说：新麦性热，陈麦平和。

【主治】除客热，止烦渴咽燥，利尿，养肝气，止漏血唾血。令女人易孕。（《别录》）

【发明】李时珍说：按《素问》云：麦属火，心之谷也。

【附方】消渴心烦：用小麦作饭及粥食。（《心镜》）

大　麦

【释名】牟麦。李时珍说：麦之苗粒皆大于米，故得大名。牟亦大也。通作辫。

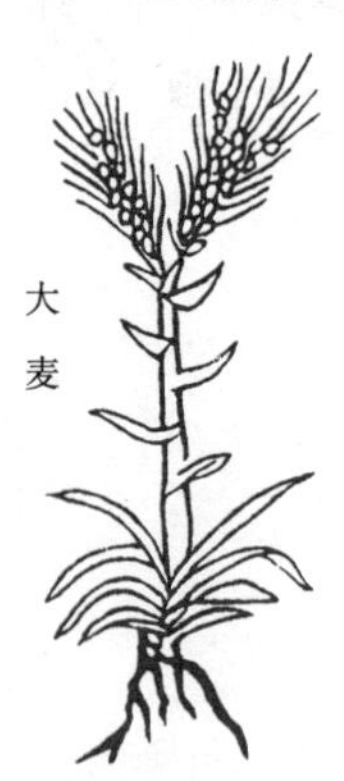

【集解】陶弘景说：今稞麦一名牟麦，似穬麦，惟皮薄尔。

【气味】咸，温，微寒，无毒。

【主治】消渴除热，益气调中。（《别录》）

【发明】李时珍说：大麦作饭食，馨而有益。煮粥甚滑。磨面作酱甚甘美。

【附方】麦芒入目：大麦煮汁洗之，麦芒即出。（《孙真人方》）

苗

【主治】诸黄，利尿，杵汁日日服。（类要）冬月面目手足皴瘃，煮汁洗之。（时珍）

【附方】小便不通：陈大麦秸，煎浓汁，多次服用。（《简便方》）

大麦奴

【主治】解热疾，消药毒。（藏器）

荞麦

【释名】荍（音翘）麦、乌麦（吴瑞）、花荞。李时珍说：荞麦之茎弱而翘然，易长易收，磨面如麦，故曰荞曰荍，而与麦同名也。俗亦呼为甜荞，以别苦荞。杨慎《丹铅录》，指乌麦为燕麦，盖未读《日用本草》也。

【集解】萧炳说：荞麦作饭，须蒸使气馏，烈日暴令开口，舂取米仁作之。

【气味】甘，平，寒，无毒。

【主治】降气宽肠，磨积滞，消热肿风痛，除白浊白带，脾积泄泻。以沙糖水调炒面二钱服，治痢疾。炒焦，热水冲服，治绞肠沙痛。（时珍）

【发明】颖曰：《本草》言荞麦能炼五脏滓秽。俗言一年沉积在肠胃者，食之亦消去也。

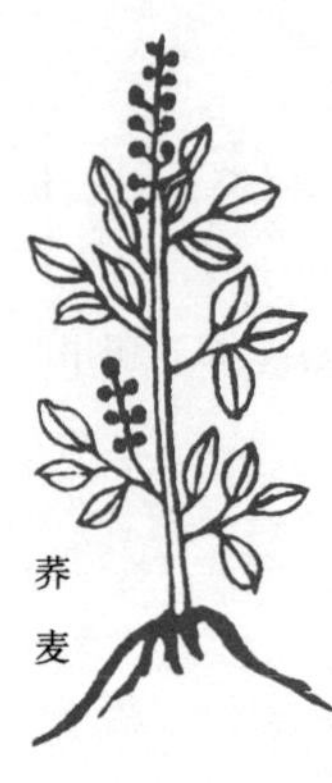

【附方】咳嗽上气：荞麦粉四两，茶末二钱，生蜜二两，水一碗，顺手搅几下。饮之，良久下气不止，即愈。（《儒门事亲》）

叶

【主治】作茹食，下气，可耳聪目明。多食即微泄（士良，孙思邈曰：生食，动刺风，令人身痒。）

秸

【主治】烧灰淋汁取硷熬干，同石灰等分，蜜收。能烂痈疽，蚀恶肉，去靥痣。穰作荐，辟壁虱。（时珍，《日华》记载：烧灰淋汁，洗六畜疮，并驴、马躁蹄。）

【附方】噎食：荞麦秸烧灰淋汁，入锅内煎取白霜一钱，入硼砂一钱，研末。酒服半钱。（《海上方》）

罂子粟

【释名】米囊子（《开宝》）、御米（同上）、象谷。时珍曰：其实状如罂子，其米如粟，乃像乎谷，而可以供御，故有诸名。

【集解】藏器曰：嵩阳子云：罂粟花有四叶，红白色，上有浅红晕子。其囊形如髇箭头，中有细米。

米

【气味】甘，平，无毒。

【主治】丹石发动，不下饮食，和竹沥煮作粥食，极美。

【附方】泄痢赤白：罂粟子（炒），罂粟壳（炙），等分为末，炼蜜丸梧子大。每服三十丸，米饮下。有人经验。（《百一选方》）

壳

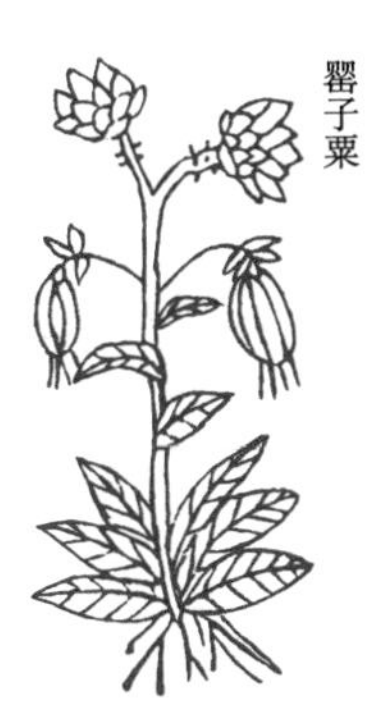

【修治】时珍曰：凡用以水洗润，去蒂及筋膜，取外薄皮，阴干细切，以米醋拌炒入药。亦有蜜炒、蜜炙者。

【气味】酸、涩，微寒，无毒。时珍曰：得醋、乌梅、橘皮良。

【主治】止泻痢，固脱肛，治遗精久咳，敛肺涩肠，止心腹筋骨诸痛。（时珍）

【发明】杲曰：收敛固气。能入肾，故治骨病尤宜。

【附方】热痢便血：粟壳（醋炙）一两，陈皮半两，为末。每服三钱，乌梅汤下。（《普济方》）

嫩　　苗

【气味】甘，平，无毒。

【主治】作蔬食，除热润燥，开胃厚肠。（时珍）

大　豆

【集解】李时珍说：大豆有黑、白、黄、褐、青、斑数色。黑者名乌豆，可入药，及充食，作豉；黄者可作腐，榨油，造酱；余但可作腐及炒食而已。

【气味】（黑大豆）甘，平，无毒。

【主治】生研，涂痈肿。煮汁饮，杀鬼毒，止痛。（《本经》）

【发明】李时珍说：惟黑豆属水性寒，为肾之谷，入肾功多，故能治水消胀下气，制风热而活血解毒，所谓同气相求也。又按古方称大豆解百药毒，予每试之大不然；又加甘草，其验乃奇。如此之事，不可不知。

【附方】卒风不语：大豆煮汁，煎稠如饴，含之，并饮汁。（《肘后方》）

豌　豆

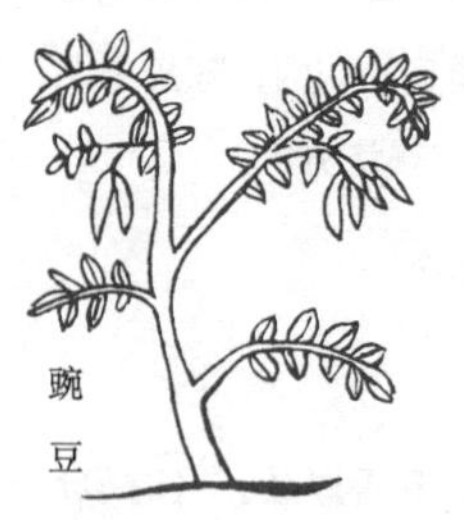

【释名】胡豆（《拾遗》）、戎菽（《尔雅》）、回鹘豆（《辽志》）。《饮膳正要》作回回豆（回回，即回鹘也）。毕豆（《唐史》），崔寔《月令》作蹕豆。青小豆（《千金》）、青斑豆（《别录》）、麻累。

【集解】李时珍说：豌豆种出西胡，今北土甚多。八九月下种，苗生柔弱如蔓，有须。三四月开小花如蛾形，淡紫色。

【气味】甘，平，无毒。

【主治】治寒热热中，除吐逆，止泄痢澼下，利小便、腹胀满。（思邈）

【发明】时珍曰：豌豆属土，故其所主病多系脾胃。

【附方】霍乱吐利：豌豆三合，香葇三两，为末，水三盏，煎一盏，分二服。（《圣惠》）

蚕　　豆

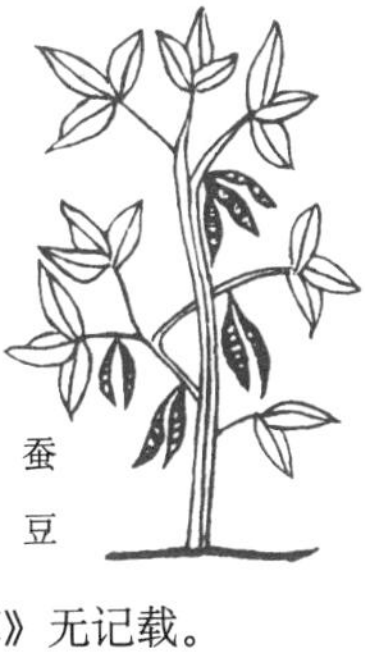

【释名】胡豆。李时珍说：豆荚状如老蚕，故名。

【集解】李时珍说：蚕豆南土种之，蜀中尤多。八月下种，冬生嫩苗可茹。方茎中空。

【气味】甘，微辛，平，无毒。

【主治】快胃，和脏腑。（汪颖）

蚕豆

【发明】李时珍说：蚕豆《本草》无记载。

苗

【气味】苦，微甘，温。

【主治】酒醉不省，油盐炒熟，煮汤灌之，效。(颖)

豇　豆

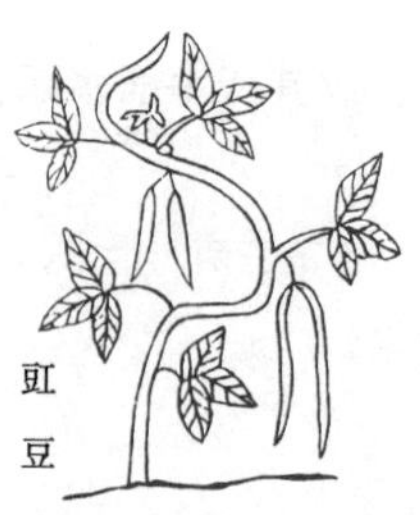

【释名】䜱𧏯（音绛双）。

【集解】李时珍说：豇豆处处三四月种之。

【气味】甘，咸，平，无毒。

【主治】理中益气，补肾健胃，和五脏，调营卫，生精髓，止消渴，吐逆泄痢，小便数，解鼠莽毒。（时珍）

【发明】李时珍说：豇豆开花结荚，必两两并垂，有习坎之义。豆子微曲，如人肾形，所谓豆为肾谷者，宜以此当之。

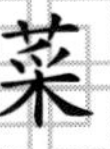

菜部

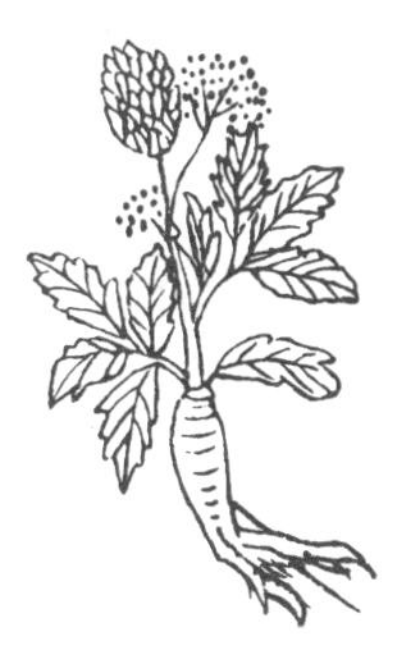

韭

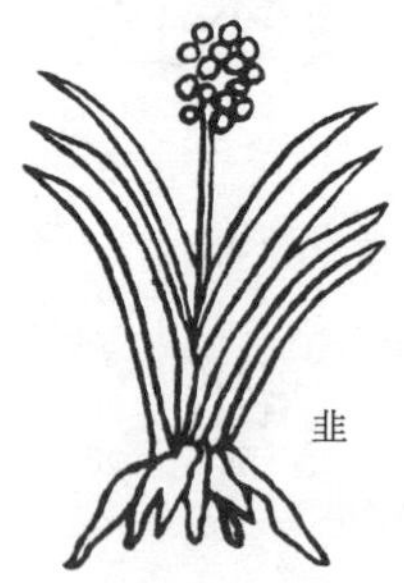

【释名】草钟乳（《拾遗》）、起阳草（侯氏《药谱》）。李时珍说：韭之茎名韭白，根名韭黄，花名韭青。

【集解】李时珍说：韭丛生丰本，长叶青翠。九月收子，其子黑色而扁，须风处阴干，勿令浥郁。

【气味】辛、微酸，温，涩，无毒。

【主治】饮生汁，主上气喘息欲绝，解肉脯毒。煮汁饮，止消渴盗汗。熏产妇血运，洗肠痔脱肛。（时珍）

【发明】李时珍说：韭，叶热根温，功用相同。生则辛而散血，熟则甘而补中。

【附方】金疮出血：韭汁和风化石灰晒干。每用为末敷之效。（《濒湖集简方》）

子

【气味】辛，甘，温，无毒。

【主治】梦中泄精，溺白。（《别录》）

【发明】陶弘景说：韭子入棘刺诸丸，主漏精。

葱

【释名】芤（《纲目》）、菜伯（同）、和事草（同）、鹿胎。李时珍说：葱从囱。外直中空，有囱通之象也。葱初生曰葱针，叶曰葱青，衣曰葱袍，茎曰葱白，叶中涕曰葱苒。

【集解】李时珍说：冬葱即慈葱，或名太官葱。

【气味】葱茎白：辛，平。叶：温。根须：平。并无毒。

【主治】作汤，治伤寒寒热，中风面目浮肿，能出汗。（《本经》）

【发明】李时珍说：葱乃释家五荤之一。生辛散，熟甘温，外实中空，肺之菜也，肺病宜食之。

【附方】感冒风寒初起：即用葱白一握，淡豆豉半合，泡汤服之，取汁。（《濒湖集简方》）

莱　菔

【释名】芦萉、萝卜（音罗北）、雹突（《尔雅注》）、紫花菘（同上）、温菘（同上）、土酥。时珍曰：莱菔乃根名。

【集解】时珍曰：莱菔今天下通有之。

【气味】根：辛，甘；叶：辛，苦，温，无毒。

【主治】散服及炮煮服食，大下气，消谷和中，去

痰癖。（《唐本草》）

【发明】时珍曰：莱菔根、叶同功，生食升气，熟食降气。

【附方】满口烂疮：萝卜自然汁，频漱去涎妙。（《濒湖集简方》）

子

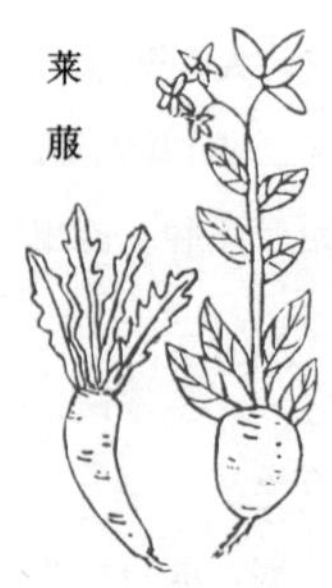

【气味】辛，甘，平，无毒。

【主治】研汁服，吐风痰。（《日华》）

【发明】震亨曰：莱菔子治痰，有推墙倒壁之功。

【附方】肺痰咳嗽：莱菔子半升淘净焙干，炒黄为末，以糖和，丸芡子大，绵裹含之，咽汁甚妙。（《胜金方》）

生　　姜

【释名】李时珍说：初生嫩者，其尖微紫，名紫姜，或作子姜，宿根谓之母姜也。

【集解】李时珍说：姜宜原隰沙地。四月取母姜种之。五月生苗如初生嫩芦，秋社前后新芽顿长，秋分后者次之，霜后则老矣。

【气味】辛，微温，无毒。

【主治】生用发散，熟用和中，解食野禽中毒成喉痹。浸汁，点赤眼。捣汁和黄明胶熬，贴风湿痛甚妙。（时珍）

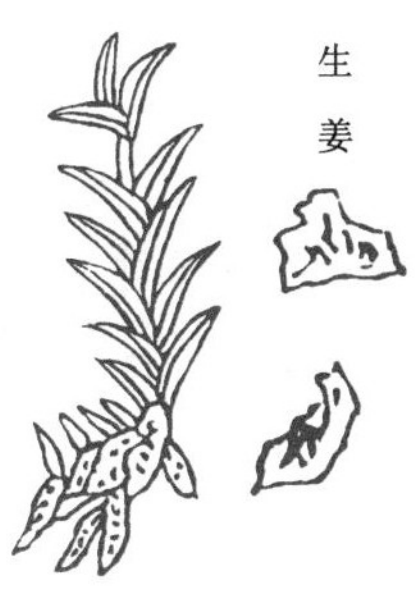

【发明】李时珍说：姜辛而不荤，去邪辟恶，生啖熟食，醋、酱、糟、盐，蜜煎调和，无不宜之。

【附方】牙齿疼痛：老生姜瓦焙，入枯矾末同擦之。有人日夜呻吟，用之即愈。（《普济方》）

皮

【气味】辛，凉，无毒。

【主治】消浮肿腹胀痞满，和脾胃，去翳。（时珍）

胡 萝 卜

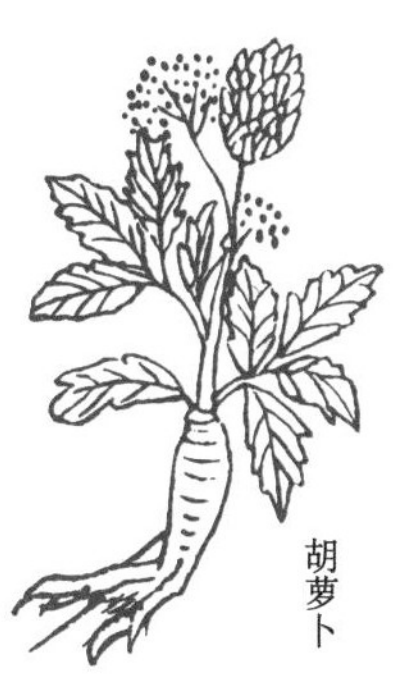

【释名】李时珍说：元时始自胡地来，气味微似萝卜，故名。

【集解】李时珍说：胡萝卜今北土、山东多莳之，淮、楚亦有种者。八月下种，冬月掘根，三四月茎高二三尺。

根

【气味】甘，辛，微温，无毒。

【主治】下气补中，利胸膈肠胃，安五脏，令人健食，有益无损。（时珍）

子

【主治】久痢。（时珍）

马 齿 苋

【释名】马苋（《别录》）、五行草（《图经》）、五方草（《纲目》）、长命菜（同上）、九头狮子草。

【集解】陶弘景说：马苋与苋别是一种，布地生，实至微细，俗呼马齿苋，亦可食，小酸。

菜

【气味】酸，寒，无毒。

【主治】散血消肿，利肠滑胎，解毒通淋，治产后虚汗。（时珍）

【发明】李时珍说：马齿苋所生诸病，皆只取其散血消肿之功也。

【附方】产后虚汗：马齿苋研汁三合服。如无，以干者煮汁。（《妇人良方》）

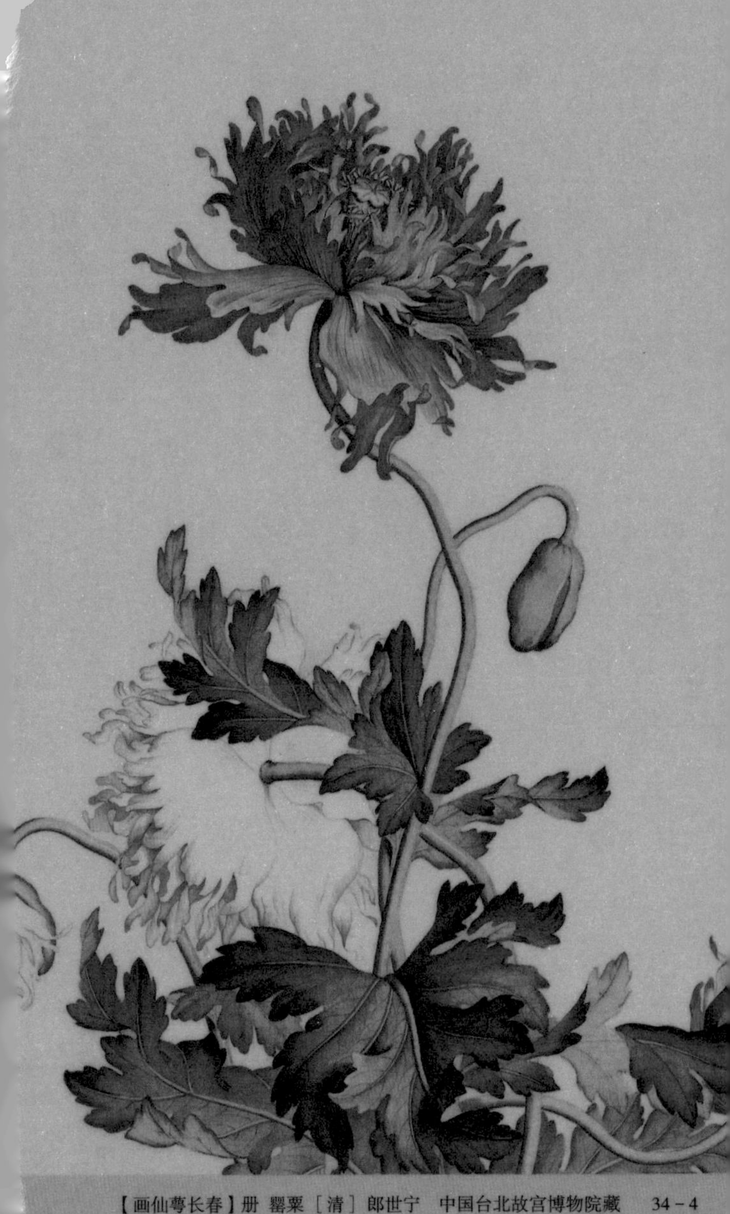

【画仙萼长春】册 罂粟［清］郎世宁　中国台北故宫博物院藏　34－4

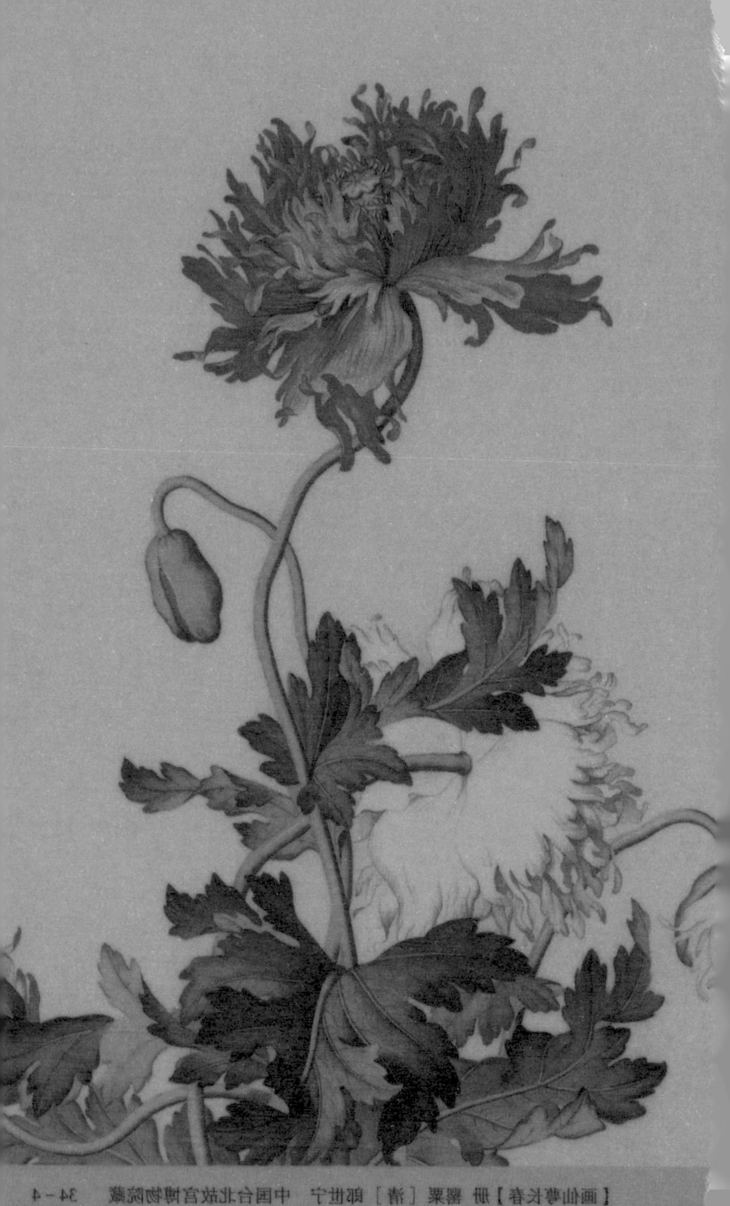

【画】仙萼长春册 罂粟 ［清］郎世宁 中国台北故宫博物院藏 34-4

莴苣

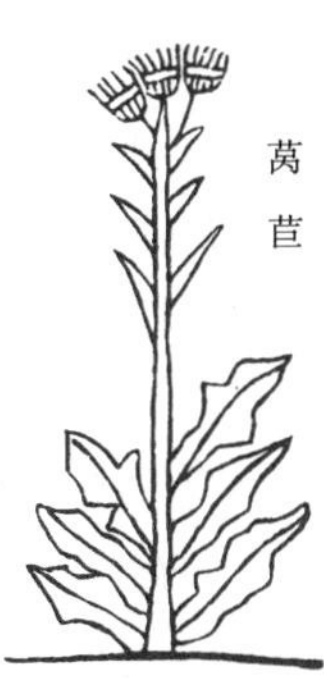

【释名】莴菜、千金菜。李时珍说：按彭乘《墨客挥犀》云：莴菜自呙国来，故名。

【集解】陈藏器说：莴苣有白者、紫者。紫者入烧炼药用。

菜

【气味】苦，冷，微毒。

【主治】通乳汁，利小便，杀虫、蛇毒。（时珍）

【附方】小便不通：莴苣菜捣敷脐上即通。（《卫生易简方》）

子（入药妙用）

【主治】下乳汁，通小便，治阴肿、痔漏下血、伤损作痛。（时珍）

【附方】闪损腰痛趁痛丸：用白莴苣子（炒）三两，白粟米（炒）一撮，乳香、没药、乌梅肉各半两，为末，炼蜜丸弹子大。每嚼一丸，热酒下。（《玉机微义》）

蒲　公　英

【释名】黄花地丁。李时珍说：名义未详。俗呼蒲公丁，又呼黄花地丁。

【集解】李时珍说：地丁江之南北颇多，他处亦有之，岭南绝无。

【气味】（苗）甘，平，无毒。

【主治】解食毒，散滞气，化热毒，消恶肿、结核、疔肿。（震亨）

【发明】李杲说：蒲公英苦寒，足少阴肾经君药也，《本经》必用之。

【附方】多年恶疮：蒲公英捣烂贴。（《救急方》）

薯　蓣

【释名】山药（《衍义》）、土薯、山薯（《图经》）、山芋（《吴普》）、玉延。

【集解】李时珍说：薯蓣入药，野生者为胜；若供馔，则家种者为良。

【气味】（根）甘，温，平，无毒。

【主治】益肾气，健脾胃，止泄痢，化痰涎，润皮毛。（时珍）

【发明】李杲说：山药入手太阴。张仲景八味丸用干山药，以其凉而能补也。亦治皮肤干燥，以此润之。

【附方】下痢噤口：山药半生半炒，为末。每服二钱，米饮下。（《卫生易简方》）

百　合

【释名】李时珍说：百合之根，以众瓣合成也。或云专治百合病故名，亦通。

【集解】李时珍说：百合一茎直上，四向生叶。五六月茎端开大白花，山中者，宿根年年自生。

【气味】（根）甘，平，无毒。

【主治】邪气腹胀心痛，利大小便，补中益气。（《本经》）

【附方】天泡湿疮：生百合捣涂，一二日即安。（《濒湖集简方》）

茄

【释名】落苏（《拾遗》）、昆仑瓜（《御览》）、草鳖甲。

【集解】苏颂说：茄子处处有之。

茄　子

【气味】甘，寒，无毒。

【主治】散血止痛，消肿宽肠。（时珍）

【发明】李时珍说：段成式《酉阳杂俎》言茄厚肠胃，动气发疾。盖不知茄之性滑，不厚肠胃也。

【附方】大风热痰：用黄老茄子大者不计多少，以新瓶盛，埋土中，经一年尽化为水，取出入苦参末，同丸梧子大。食已及卧时酒下三十丸，甚效。此方出江南人传。（苏颂《图经本草》）

冬　瓜

【释名】白瓜（《本经》）、水芝（同上）、地芝（《广雅》）。

【集解】《别录》记载：白瓜子生嵩高平泽，冬瓜仁也。八月采之。

白冬瓜

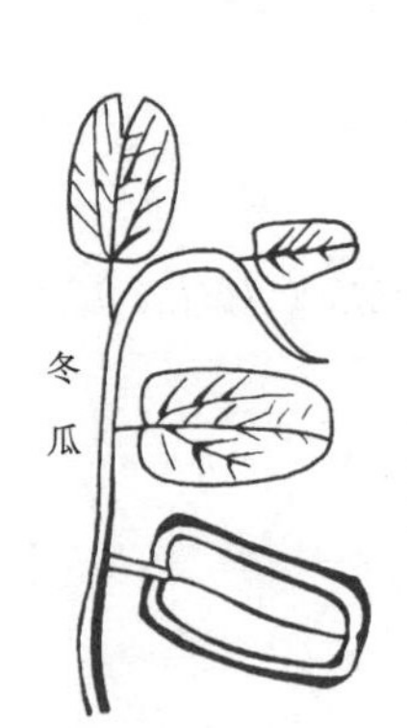

【气味】甘，微寒，无毒。

【主治】小腹水胀，利小便，止渴。（《别录》）

【发明】朱震亨说：冬瓜性走而急。寇氏谓其分散热毒气，盖亦取其走而性急也。久病者、阴虚者忌之。

【附方】消渴骨蒸：大冬瓜一

枚去瓤，入黄连末填满，安瓮内，待瓜消尽，同研，丸梧子大。每服三四十丸，煎冬瓜汤下。（《经验》）

瓜练（瓤也）

【气味】甘，平，无毒。

【主治】洗面澡身，去鼾黯，令人悦泽白皙。(时珍)

【附方】消渴烦乱：冬瓜瓤干者一两，水煎饮。(《圣惠方》)

白 瓜 子

【集解】《别录》记载：冬瓜仁也。八月采之。

【气味】甘，平，无毒。《别录》记载：寒。久服寒中。

【主治】令人悦泽好颜色，益气不饥。久服，轻身耐老。（《本经》）

【发明】苏颂说：冬瓜仁，亦堪单作服饵。

【附方】补肝明目治男子五劳七伤，明目。用冬瓜仁，去皮为丸，日服。（《外台秘要》）

瓜 皮

【主治】可作丸服，亦入面脂。（苏颂）主驴马汗入疮肿痛，阴干为末涂之。又主折伤损痛。（时珍）

【附方】损伤腰痛：冬瓜皮烧研，酒服一钱。（《生生编》）

叶

【主治】治肿毒，杀蜂，疗蜂叮。（大明）

【附方】积热泻痢：冬瓜叶嫩心，拖面煎饼食之。（《海上名方》）

藤

【主治】烧灰，可淬铜、铁，伏砒石。（时珍）

南　瓜

【集解】李时珍说：南瓜种出南番，转入闽、浙，今燕京诸处亦有之矣。三月下种，宜沙沃地。八九月开黄花，如西瓜花。

【气味】甘，温，无毒。

【主治】补中益气。（时珍）

丝　瓜

【释名】天丝瓜（《本事》）、天罗（《事类合璧》）、布瓜（同上）、蛮瓜（《本事》）、鱼鰦。

【集解】李时珍说：丝瓜，唐宋以前无闻，今南北皆有之。

瓜

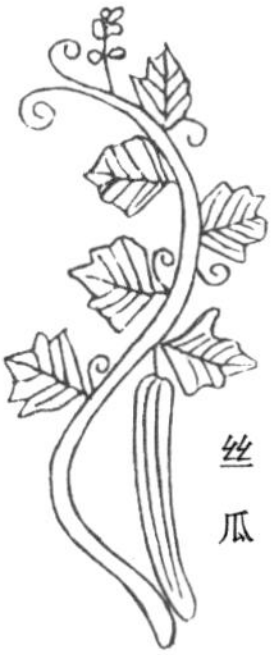

【气味】甘，平，无毒。入药用老者。

【主治】煮食，除热利肠。老者烧存性服，去风化痰，凉血解毒，杀虫，通经络，行血脉，下乳汁，治大小便下血，痔漏崩中，黄积，疝痛卵肿，血气作痛，痈疽疮肿，齿䘌，痘疹胎毒。

丝瓜

【发明】李时珍说：丝瓜老者，筋络贯串，房隔联属。故能通人脉络脏腑，而去风解毒，消肿化痰，祛痛杀虫，及治诸血病也。

【附方】化痰止嗽：天罗（即丝瓜）烧存性为末。枣肉和，丸弹子大。每服一丸，温酒化下。（《摄生众妙方》）

藤　根

【主治】齿䘌脑漏，杀虫解毒。（时珍）

【附方】牙宣露痛：用丝瓜藤阴干，临时火煅存性，研擦即止，最妙。（《海上名方》）

苦　瓜

【释名】锦荔枝（《救荒》）、癞葡萄。

【集解】李时珍说：苦瓜原出南番，今闽、广皆种之。

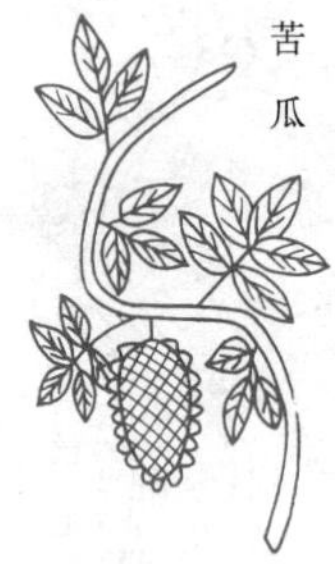

瓜

【气味】苦，寒，无毒。

【主治】除邪热，解劳乏，清心明目。（时珍《生生编》）

子

【气味】苦，甘，无毒。

【主治】益气壮阳。（时珍）

果部

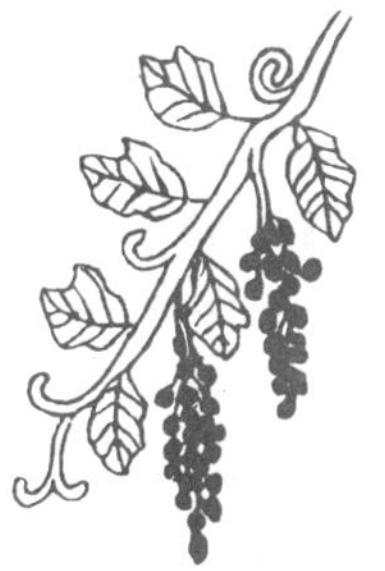

李

【释名】嘉庆子。李时珍说：按罗愿《尔雅翼》记载：李乃木之多子者，故字从木、子。

【集解】李时珍说：李根皮取东行者，刮去皱皮，炙黄入药用。《别录》不言用何等李根，亦不言其味。

【气味】（根白皮）大寒，无毒。

【主治】消渴，止心烦逆奔豚气。（《别录》）煎水含漱，治齿痛。（弘景）煎汁饮，主赤白痢。（大明）治小儿暴热，解丹毒。（时珍）

杏

【集解】按王祯《农书》记载：北方肉杏甚佳，赤大而扁，谓之金刚拳。

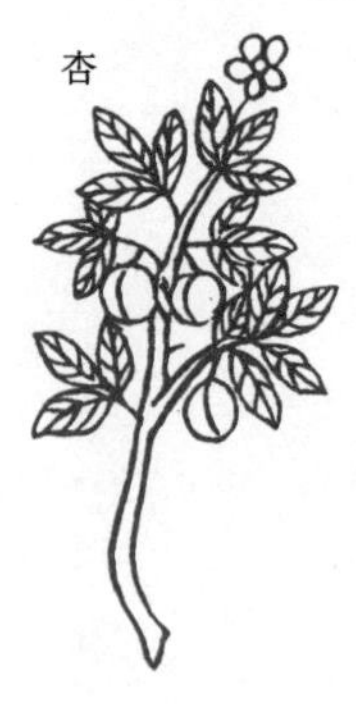

【气味】（核仁）甘（苦），温（冷利），有小毒。两仁者杀人，可以毒狗。

【主治】咳逆上气雷鸣，喉痹，下气、产乳金疮，寒心奔豚。（《本经》）

【发明】李时珍说：杏仁能散能降，故解肌散风、降气润燥、消积治伤损药中用之。治疮杀虫，用其毒也。杏仁性热降气，亦非久服之药。

【附方】风虚头痛欲破者：杏仁去皮尖，晒干研末，水九升研滤汁，煎如麻腐状，取和羹粥食。七日后大汗出，诸风渐减。此法神妙，可深秘之。慎风、冷、猪、鸡、鱼、蒜、醋。（《千金方》）

梅

【集解】《别录》记载：梅实生汉中山谷。五月采实，火干。

【气味】（乌梅）酸，温，平，涩，无毒。

【主治】下气，除热烦满，安心，止肢体痛，偏枯不仁，死肌，去青黑痣，蚀恶肉。（《本经》）

【发明】王好古说：乌梅，脾、肺二经血分药也。能收肺气，治燥嗽。肺欲收，急食酸以收之。

【附方】消渴烦闷：乌梅肉二两，微炒为末。每服二钱，水二盏，煎一盏，去滓，入豉二百粒，煎至半盏，温服。（《简要济众方》）

桃

【释名】李时珍说：桃性早花，易植而子繁，故字从木、兆。十亿曰兆，言其多也。或云从兆谐声也。

【集解】《别录》记载：七月采，取仁阴干。

【气味】（核仁）苦，甘，平，无毒。

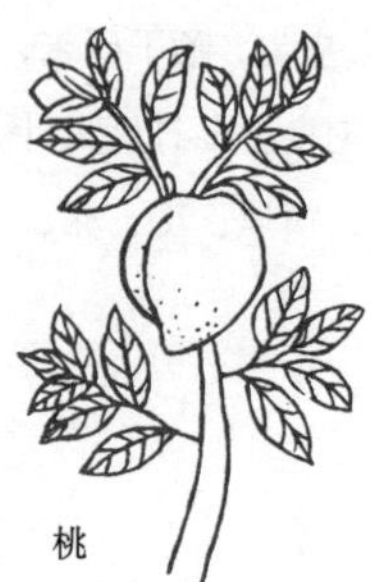

【主治】主血滞风痹骨蒸，肝疟寒热，鬼疰疼痛，产后血病。（时珍）

【发明】李杲说：桃仁苦重于甘，气薄味浓，沉而降，阴中之阳，手、足厥阴经血分药也。

【附方】偏风不遂及癖疾：用桃仁二千七百枚，去皮、尖、双仁，以好酒一斗三升，浸二十一日，取出晒干杵细，作丸如梧子大。每服二十丸，以原酒吞之。（《外台秘要》）

栗

【释名】李时珍说：栗，说文作㮚，从卤（音条），像花实下垂之状也。《梵书》名笃迦。

【集解】《别录》记载：栗生山阴，九月采。

实

【气味】咸，温，无毒。

【主治】益气，厚肠胃，补肾气，令人耐饥。（《别录》）

楔

【主治】筋骨风痛。（士良）

【发明】孙思邈说：栗，肾之果也。肾病宜食之。

【附方】小儿疳疮：生嚼栗子敷之。

荴（音孚）

【气味】甘，平，涩，无毒。

【主治】捣散，和蜜涂面，令光急去皱纹。（苏恭）

【附方】骨鲠在咽：栗子内薄皮烧存性，研末，吹入咽中即下。

壳（栗之黑壳也）

【气味】同荴。

【主治】反胃消渴，煮汁饮之（孟诜）。煮汁饮，止泻血。（大明）

【附方】鼻衄不止：累医不效。栗壳烧存性，研末，粥饮服二钱。（《圣惠方》）

毛　球（栗外刺包也）

【主治】煮汁，洗火丹毒肿。（苏恭）

花

【主治】瘰伤（吴瑞）

树　皮

【主治】煮汁，洗沙虱、溪毒。（苏恭）疗疮毒。（苏颂）治丹毒五色无常。剥皮有刺者，煎水洗之。（孟诜出《肘后方》）

枣

【释名】李时珍说：按陆佃《埤雅》记载：大曰枣，小曰棘。棘，酸枣也。枣性高，枣、棘皆有刺针，会意也。

【集解】李时珍说：枣木赤心有刺。四月生小叶，尖觥光泽。南北皆有。

【气味】（大枣）甘，平，无毒。

【主治】补中益气，坚志强力，除烦闷。（《别录》）

【发明】李时珍说：《素问》言枣为脾之果，脾病宜食之。谓治病和药，枣为脾经血分药也。若无故频食，则生虫损齿，贻害多矣。

【附方】伤寒热病后，口干咽痛，喜唾：大枣二十枚，乌梅十枚，捣入蜜丸。含如杏核大，咽汁甚效。（《千金方》）

梨

【释名】快果、果宗、玉乳、蜜父。朱震亨说：梨者，利也。其性下行流利也。

【集解】苏颂说：梨处处皆有，而种类殊别。

【气味】（实）甘，微酸，寒，无毒。

【主治】热嗽，止渴。切片贴汤火伤，止痛不烂。（苏恭）

【发明】李时珍说：《别录》著梨，止言其害，不著其功。

【附方】赤眼肿痛：鹅梨一枚捣汁，黄连末半两，腻粉一字，和匀绵裹浸梨汁中，日日点之。（《圣惠》）

子

【气味】酸，甘，平，无毒。

【主治】泄痢。（时珍 出《正要》）

木　　瓜

【释名】楙（音茂）。李时珍说：按《尔雅》云：楙，木瓜。

【集解】陶弘景说：木瓜，山阴兰亭尤多，彼人以为良果。

实

【修治】李时珍说：今人但切片晒干入药尔。

【气味】酸，温，无毒。

【主治】温痹邪气，霍乱大吐下，转筋不止。（《别录》）

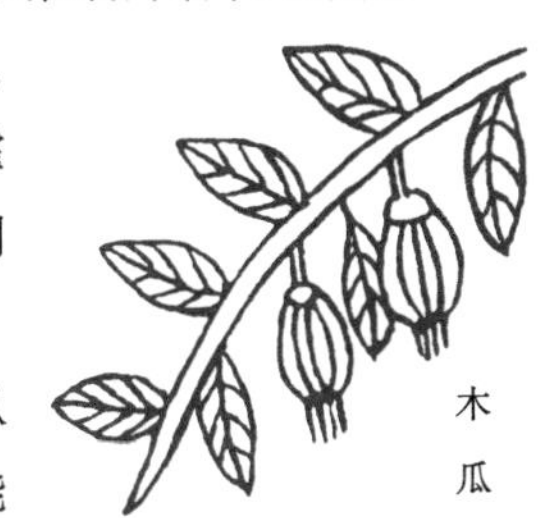

【发明】李杲说：木瓜入手、足太阴血分，气脱能

收，气滞能和。

【附方】脚气肿急：用木瓜切片，囊盛踏之。

核

【主治】霍乱烦躁气急，每嚼七粒，温水咽之。（时珍。出《圣惠》）

枝、叶、皮、根

【气味】并酸，涩，温，无毒。

【主治】煮汁饮，并止霍乱、吐下、转筋，疗脚气。（《别录》）

花

【主治】面黑粉滓。（方见李花）

山　楂

【释名】赤爪子（侧巧切《唐本》）、鼠楂（《唐本》）、猴楂（《危氏》）、茅楂（《日用》）、朹子（音求）、檕梅（音计并《尔雅》）、羊梂（《唐本》）、棠梂子（《图经》）、山里果（《食鉴》）。

【集解】苏恭说：赤爪木，赤楂也。出山南、申、安、随诸州。

实

【修治】李时珍说：九月霜后取带熟者，去核曝干，或蒸熟去皮核，捣作饼子，日干用。

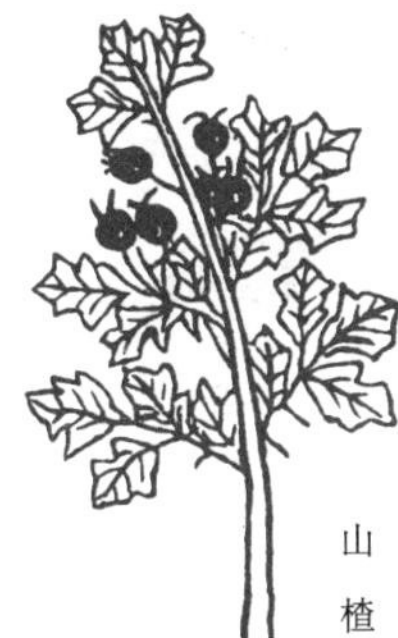

【气味】酸，冷，无毒。

【主治】煮汁服，止水痢。沐头洗身，治疮痒。（《唐本》）

【发明】朱震亨说：山楂大能克化饮食。若胃中无食积，脾虚不能运化。不思食者，多服之，则反克伐脾胃生发之气也。

【附方】老人腰痛及腿痛：用棠梂子、鹿茸（炙）等分，为末，蜜丸梧子大。每服百丸，日二服。

核

【主治】吞之，化食磨积，治癞疝。（时珍）

【附方】难产：山楂核七七粒，百草霜为衣，酒吞下。（《海上方》）

赤 爪 木

【气味】苦，寒，无毒。

【主治】水痢，头风身痒。（《唐本》）

根

【主治】消积，治反胃。（时珍）

茎　叶

【主治】煮汁，洗漆疮。（时珍 出《肘后》）

橘

【释名】李时珍说：橘从矞，谐声也。

【集解】《别录》记载：橘、柚生江南及山南山谷，十月采。

实

【气味】甘，酸，温，无毒。

【主治】甘者润肺，酸者聚痰。（藏器）

【发明】李时珍说：橘皮下气消痰，其肉生痰聚饮，表里之异如此，凡物皆然。今人以蜜煎橘充果食甚佳，亦可酱菹也。

黄橘皮

【释名】红皮（《汤液》）、陈皮。（《食疗》）

【修治】李时珍说：橘皮纹细色红而薄，内多筋脉，其味苦辛。柑皮纹粗色黄而厚，内多白膜，其味辛甘。

【气味】苦，辛，温，无毒。

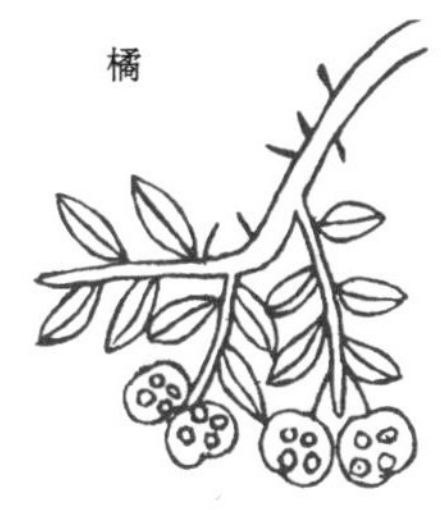

【主治】胸中瘕热逆气，利水谷。久服去臭，下气通神。（《本经》）

【发明】李时珍说：橘皮，苦能泄燥，辛能散，温能和。其治百病，总是取其理气燥湿之功。

【附方】反胃吐食：真橘皮，以日照西壁土炒香为末。每服二钱，生姜三片，枣肉一枚，水二钟，煎一钟，温服。（《直指方》）

青 橘 皮

【修治】李时珍说：青橘皮乃橘之未黄而青色者，薄而光，其气芳烈。今人多以小柑、小柚、小橙伪为之，不可不慎辨之。入药以汤浸去瓤，切片醋拌，瓦炒过用。

【气味】苦，辛，温，无毒。

【主治】气滞，下食，破积结及膈气。（颂）

【发明】张元素说：青橘皮气味俱浓，沉而降，阴也。入厥阴、少阳经，治肝胆之病。

【附方】伤寒呃逆：声闻四邻。四花青皮全者，研末。每服二钱，白汤下。（《医林集要》）

瓤上筋膜

【主治】口渴、吐酒，炒熟煎汤饮，甚效。（大明）

核

【修治】李时珍说：凡用须以新瓦焙香，去壳取仁，研碎入药。

【气味】苦，平，无毒。

【主治】小肠疝气及阴核肿痛。炒研五钱，老酒煎服，或酒糊丸服，甚效。（时珍）

【发明】李时珍说：橘核入足厥阴，与青皮同功，故治腰痛㿉疝在下之病，不独取象于核也。《和剂局方》治诸疝痛及内㿉，卵肿偏坠，或硬如石，或肿至溃，有橘核丸，用之有效。品味颇多，详见本方。

【附方】腰痛：橘核、杜仲各二两（炒），研末。每服二钱，盐酒下。（《简便方》）

叶

【气味】苦，平，无毒。

【主治】导胸膈逆气，入厥阴，行肝气，消肿散毒，乳痈胁痛，用之行经。（震亨）

【附方】肺痈：绿橘叶洗，捣绞汁一盏服之。吐出脓血即愈。（《经验良方》）

柑

【释名】木奴。

【集解】萧炳说：乳柑出西戎者佳。

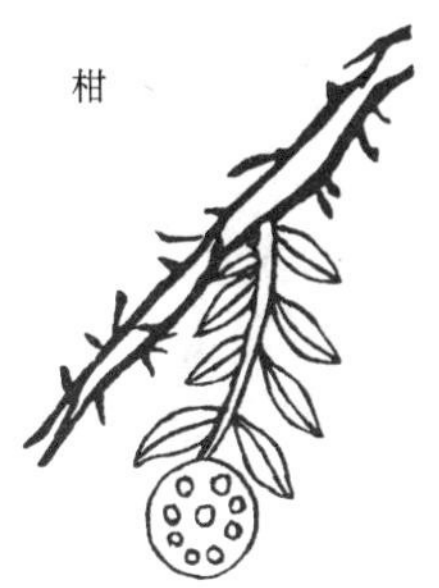

【气味】甘，大寒，无毒。

【主治】利肠胃中热毒，解丹石，止暴渴，利小便。（《开宝》）

【附方】难产：柑橘瓤阴干，烧存性，研末，温酒服二钱。（《集效》）

皮

【气味】辛，甘，寒，无毒。

【主治】伤寒饮食劳复者，浓煎汁服。（时珍）

核

【主治】作涂面药。（苏颂）

叶

【主治】聤耳流水或脓血。取嫩头七个，入水数滴，杵取汁滴之，即愈。（蔺氏）

橙

【释名】金球、鹄壳。

【集解】李时珍说：橙产南土，其实似柚而香，叶有两刻缺如两段，亦有一种气臭者。

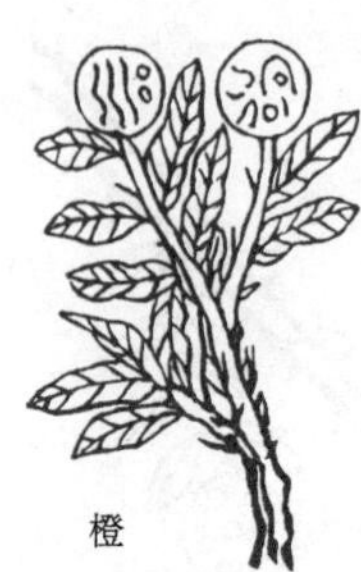

橙

【气味】酸，寒，无毒。

【主治】洗去酸汁，切和盐、蜜，煎成贮食，止恶心，能去胃中浮风恶气。（《开宝》）

皮

【气味】苦，辛，温，无毒。

【主治】作酱、醋香美，散肠胃恶气，消食下气，去胃中浮风气。（《开宝》）

【附方】痔疮肿痛：隔年风干橙子，桶内烧烟熏之，神效。（《医方摘要》）

核

【主治】面䵟粉刺，湿研，夜夜涂之。（时珍）

【附方】闪挫腰痛：橙子核炒研，酒服三钱即愈。（《摄生方》）

柚

【释名】櫾（与柚同）、条（《尔雅》）、壶柑（《唐本》）、臭橙（《食性》）、朱栾。

【集解】苏颂说：闽中、岭外、江南皆有柚，比橘黄白色而大。襄、唐间柚，色青黄而实小。其味皆酢，皮厚，不堪入药。

【气味】酸，寒，无毒。

【主治】消食，解酒毒，治饮酒人口气，去肠胃中恶气，疗妊妇不思食口淡。（大明）

皮

【气味】甘，辛，平，无毒。

【主治】下气。宜食，不入药。（弘景）消食快膈，散愤懑之气，化痰。（时珍）

【附方】痰气咳嗽：用香栾去核，切，砂瓶内浸酒，封固一夜，煮烂，蜜拌匀，时时含咽。

叶

【主治】头风痛，同葱白捣，贴太阳穴。（时珍）

花

【主治】蒸麻油作香泽面脂，长发润燥。（时珍）

枇杷

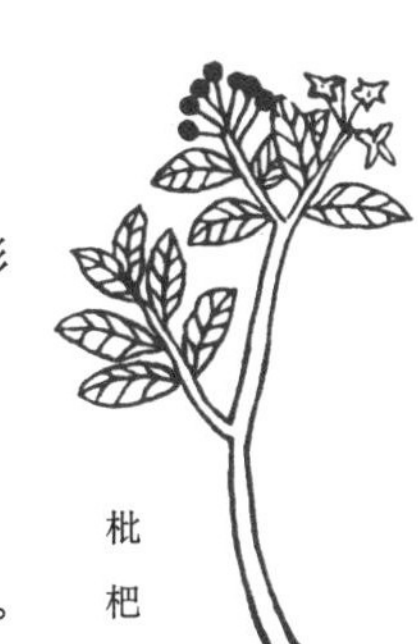
枇杷

【释名】寇宗奭说：其叶形似琵琶，故名。

【集解】苏颂说：四月采叶，曝干用。

【气味】（叶）苦，平，无毒。

【主治】和胃降气，清热解暑毒，疗脚气。（时珍）

【发明】李时珍说：枇杷叶气薄味浓，阳中之阴。治肺胃之病，大都取其下气之功耳。

【附方】反胃呕哕：枇杷叶（去毛炙）、丁香各一两，人参二两，为末。每服三钱，水一盏，姜三片，煎服。（《圣惠》）

杨　梅

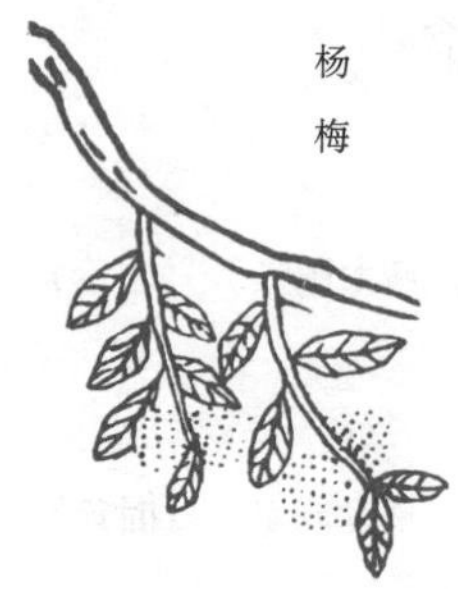
杨梅

【释名】杬子（音求）。李时珍说：其形如水杨子而味似梅，故名。段氏《北户录》名杬子。扬州人呼白杨梅为圣僧。

【集解】马志说：杨梅生江南、岭南山谷。树若荔枝树，而叶细阴青。子形似水杨子，而生青熟红，肉在核上，无皮壳。四月、五月采之。南人腌藏为果，寄至北方。

实

【气味】酸，甘，温，无毒。

【主治】盐藏食，去痰止呕哕，消食下酒。干作屑，临饮酒时服方寸匕，止吐酒。（《开宝》）

【附方】头痛不止：杨梅为末，以少许嗜鼻取嚏妙。

核　　仁

【主治】脚气。

树皮及根

【主治】煎水，漱牙痛。服之，解砒毒。烧灰油调，涂汤火伤。（时珍）

【附方】风虫牙痛《普济方》：用杨梅根（皮厚者）焙一两，川芎䓖五钱，麝香少许，研末。每用半钱，鼻内㗜之，口中含水，涎出痛止。

樱　　桃

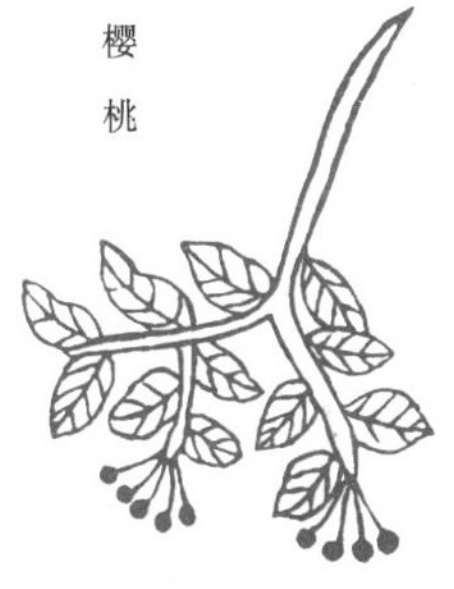

【释名】莺桃（《礼注》）、含桃（《月令》）、荆桃。

【集解】苏颂说：樱桃处处有之，而洛中者最胜。其木多阴，先百果熟，故古人多贵之。

【气味】甘，热，涩，无毒。

【主治】调中，益脾气，令人好颜色，美志。（《别录》）

【发明】朱震亨说：樱桃属火而有土，性大热而发湿。旧有热病及喘嗽者，得之立病，且有死者也。

叶

【气味】甘，平，无毒。（煮老鹅，易软熟）

【主治】蛇咬，捣汁饮，并敷之。（颂）

东行根

【主治】煮汁服，立下寸白、蛔虫。（颂）

枝

【主治】雀卵斑皯，同紫萍、牙皂、白梅肉研和，日用洗面。（时珍）

花

【主治】面黑粉滓。（方见李花）

银杏

【释名】白果。

【集解】李时珍说：银杏生江南，以宣城者为胜。

【气味】（核仁）甘，苦，平，涩，无毒。

【主治】熟食温肺益气，定喘嗽，缩小便，止白浊。生食降痰，消毒杀虫。嚼浆涂鼻面手足，去皻疱皯黯皴皱，及疥癣疳䘌阴虱。（时珍）

【发明】李时珍说：银杏宋初始著名，而修《本草》者不收。

【附方】赤白带下，下元虚惫：白果、莲肉、江米（即糯米）各五钱，胡椒一钱半，为末。用乌骨鸡一只。去肠盛药，瓦器煮烂，空心食之。（《集简方》）

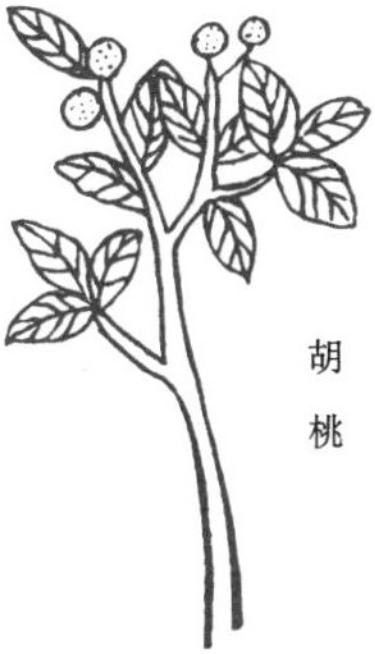

胡　桃

【释名】核桃。

【集解】李时珍说：胡桃树高丈许。春初生叶，长四、五寸，微似大青叶，两两相对，颇作恶气。三月开花如栗花，结实至秋如青桃状。

胡桃

【气味】（核仁）甘，平、温，无毒。

【主治】食之令人肥健，润肌，黑须发。多食利小便，去五痔。捣和胡粉，拔白须发，内孔中，则生黑毛。（《开宝》）

【发明】李时珍说：三焦者，元气之别使。命门者，三焦之本原。

【附方】胡桃丸：益血补髓，强筋壮骨，延年明目，悦心润肌，能除百病。用胡桃仁四两捣膏，入破故纸、杜仲、萆薢末各四两，杵匀，丸梧子大。每空心温酒、盐汤任下五十丸。（《御药院方》）

荔　　枝

【释名】李时珍说：司马相如《上林赋》作离支。

【气味】（核）甘，温，涩，无毒。

【主治】治癞疝气痛，妇人血气刺痛。（时珍）

【发明】李时珍说：荔枝核入厥阴，行散滞气，其实双结而核肖睾丸，故其治癞疝卵肿，有述类象形之义。

【附方】肾肿如斗：荔枝核、青橘皮、茴香等分，各炒研。酒服二钱，日三。

龙　　眼

【集解】李时珍说：龙眼正圆，《别录》、苏恭比之槟榔，殊不类也。其木性畏寒，白露后方可采摘，晒焙令干，成朵干者名龙眼锦。

【气味】（实）甘，平，无毒。

【主治】开胃益脾，补虚长智。（时珍）

【发明】李时珍说：食品以荔枝为贵，而资益则龙眼为良。盖荔枝性热，而龙眼性和平也。

【附方】归脾汤：治思虑过度，劳伤心脾，健忘怔忡，虚烦不眠，自汗惊悸。用龙眼肉、酸枣仁（炒）、黄芪（炙）、白术（焙）、茯神各一两，木香、人参各

半两，炙甘草二钱半，㕮咀。每服五钱，姜三片，枣一枚，水二钟，煎一钟，温服。（《济生方》）

橄　榄

【释名】青果。

【集解】李时珍说：橄榄树高，将熟时以木钉钉之，或纳盐少许于皮内，其实一夕自落，亦物理之妙也。

【气味】（实）酸，甘，温，无毒。

【主治】生食、煮饮，并消酒毒。（《开宝》）

【发明】李时珍说：按《名医录》云：吴江一富人，食鳜鱼被鲠，横在胸中，不上不下，痛声动邻里，半月余几死。忽遇渔人张九，令取橄榄与食。时无此果，以核研末，急流水调服，骨遂下而愈。

【附方】牙齿风疳，脓血有虫：用橄榄烧研，入麝香少许，贴之。（《圣惠方》）

波　罗　蜜

【释名】曩伽结。李时珍说：波罗蜜，梵语也。

【集解】李时珍说：波罗蜜生交趾、南邦诸国，今岭南、滇南亦有之。

瓤

【气味】甘，香，微酸，平，无毒。

【主治】止渴解烦，醒酒益气，令人悦泽。（时珍）

核中仁

【气味】同瓤。

【主治】补中益气，令人不饥轻健。（时珍）

无花果

【释名】映日果（《便民图纂》）、优昙钵（《广州志》）、阿驵。

【集解】李时珍说：无花果出扬州及云南，今吴、楚、闽、越人家，亦或折枝插成。枝柯如枇杷树，三月发叶如花构叶。五月内不花而实，实出枝间，状如木馒头，其内虚软。

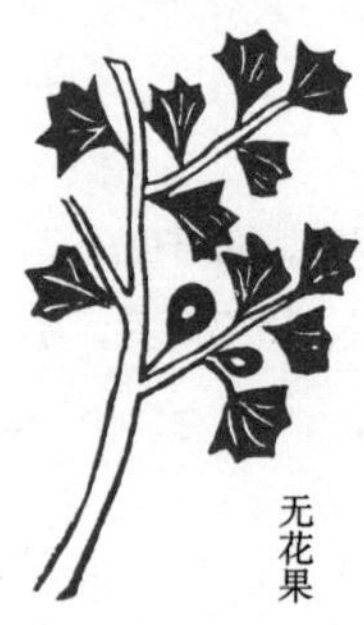

无花果

实

【气味】甘，平，无毒。

【主治】开胃，止泄痢。（汪颖）治五痔，咽喉痛。（时珍）

叶

【气味】甘，微辛，平，有小毒。

【主治】五痔肿痛，煎汤频熏洗之，取效。（震亨）

甜　　瓜

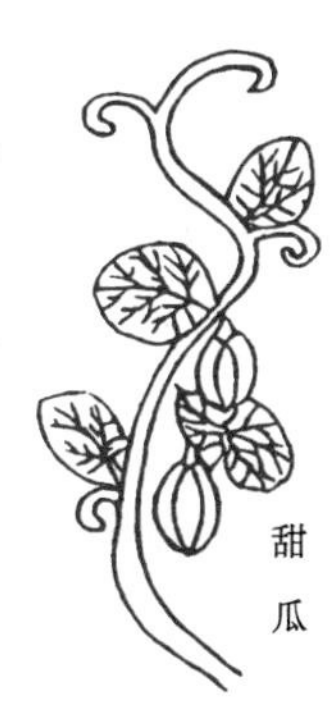

【释名】李时珍说：甜瓜之味，甜于诸瓜，故独得甘、甜之称。《本草》瓜蒂，亦此瓜之蒂也。

【集解】《别录》记载：瓜蒂生嵩高平泽，七月七日采，阴干。

【气味】（瓜蒂）苦，寒，有毒。

【主治】大水，身面四肢浮肿。下水杀蛊毒，咳逆上气，及食诸果，病在胸腹中，皆吐下之。（《本经》）

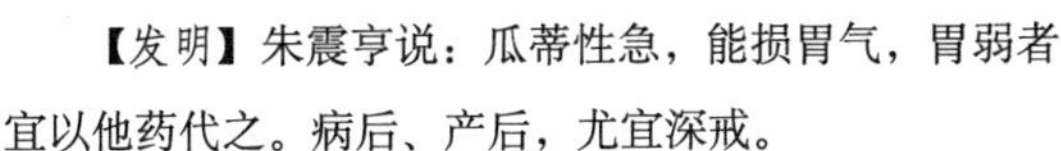
【发明】朱震亨说：瓜蒂性急，能损胃气，胃弱者宜以他药代之。病后、产后，尤宜深戒。

【附方】急黄喘息，心上坚硬，欲得水吃者：瓜蒂二小合，赤小豆一合，研末。暖浆水五合，服方寸匕，一炊久当吐，不吐再服。吹鼻取水亦可。（《伤寒类要》）

西　　瓜

【气味】（瓜瓤）甘，淡，寒，无毒。

【主治】消渴止烦，解暑热。（吴瑞）

【发明】汪颖说：西瓜性寒解热，有天生白虎汤之号。然亦不宜多食。

葡　萄

【释名】蒲桃（古字）、草龙珠。

【集解】《别录》记载：葡萄生陇西、五原、敦煌山谷。

实

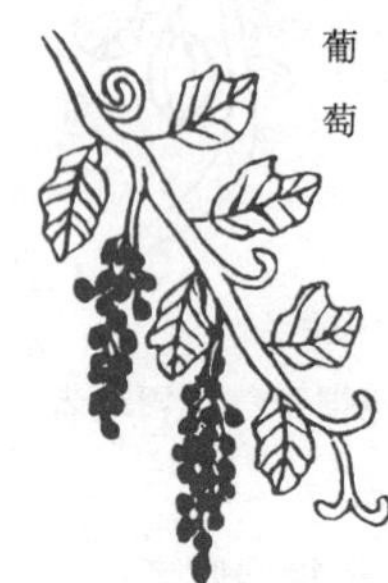

【气味】甘，平，涩，无毒。

【主治】筋骨湿痹，益气倍力强志，令人肥健，耐饥忍风寒。久食，轻身不老延年。可作酒。（《本经》）

【发明】朱震亨说：葡萄属土，有水与木火。东南人食之多病热，西北人食之无恙。盖能下走渗道，西北人禀气厚故耳。

【附方】除烦止渴：生葡萄捣滤取汁，以瓦器熬稠，入熟蜜少许同收。点汤饮甚良。（《居家必用》）

根、藤、叶

【气味】同实。

【主治】煮浓汁细饮，止呕哕及霍乱后恶心，孕妇子上冲心，饮之即下，胎安。（孟诜）治腰脚肢腿痛，

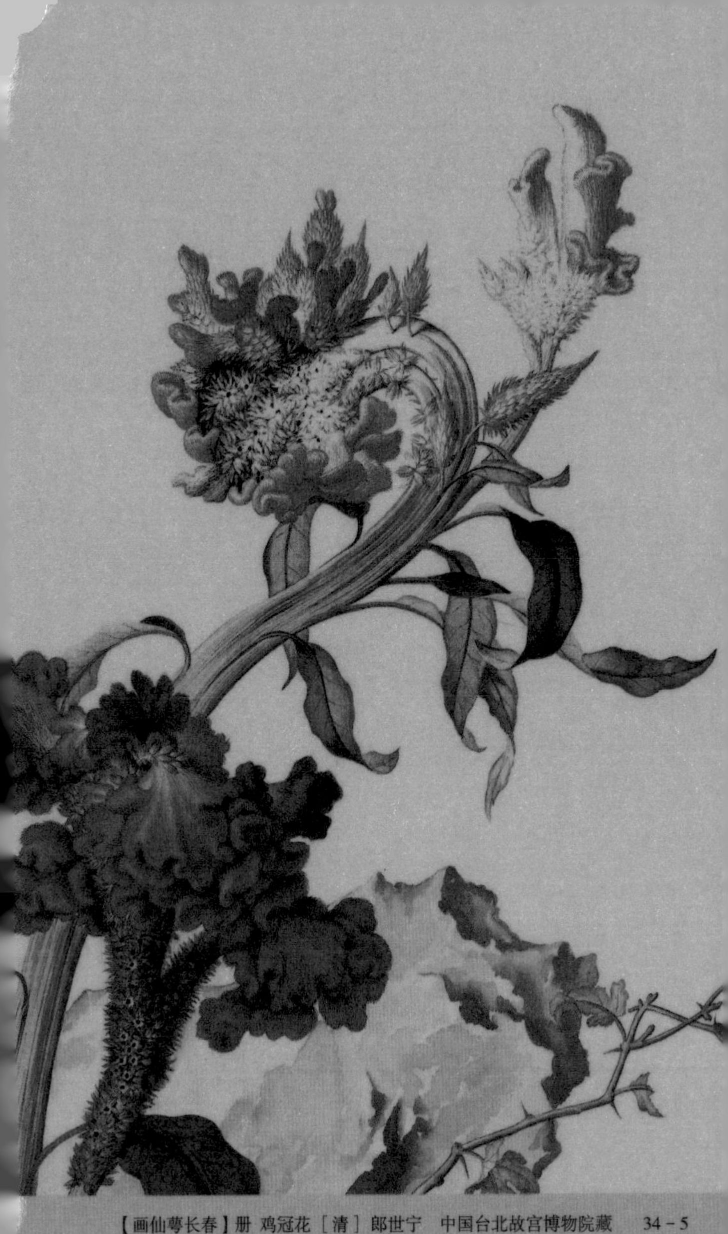

【画仙萼长春】册 鸡冠花［清］郎世宁 中国台北故宫博物院藏 34－5

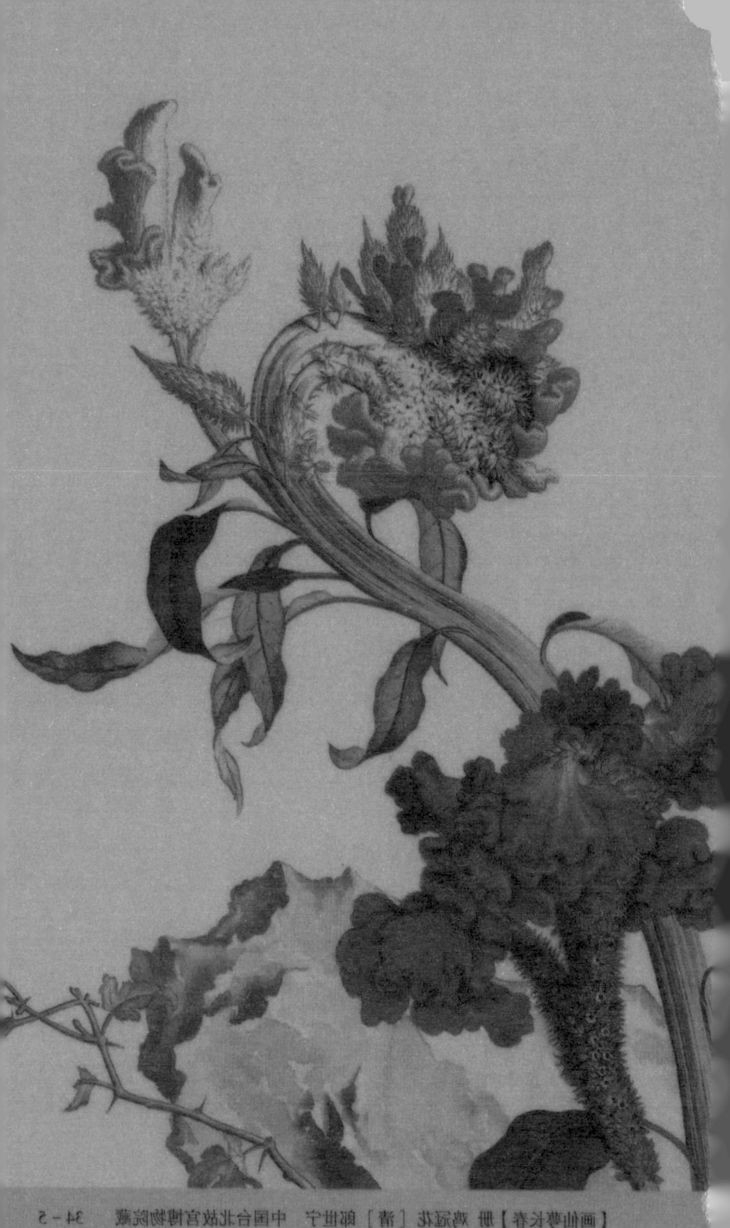

【画仙萼长春】册 鸡冠花 [清] 郎世宁 中国台北故宫博物院藏 34－5

煎汤淋洗之良。又饮其汁，利小便，通小肠，消肿满。（时珍）

【附方】水肿：葡萄嫩心十四个，蝼蛄七个（去头尾），同研，露七日，曝干为末。每服半钱，淡酒调下。暑月尤佳。（《洁古保命集》）

猕猴桃

【释名】猕猴梨（《开宝》）、藤梨（同上）、阳桃（《日用》）、木子。

【集解】马志说：生山谷中。藤着树生，叶圆有毛。其实形似鸡卵大，其皮褐色，经霜始甘美可食。皮堪作纸。

实

【气味】酸，甘，寒，无毒。

【主治】止暴渴，解烦热，压丹石，下石淋。（《开宝》）

藤中汁

【气味】甘，滑，寒，无毒。

【主治】热壅反胃，和生姜汁服之。又下石淋。（藏器）

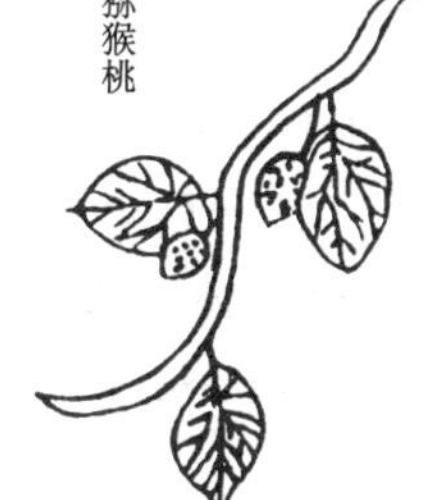

枝、叶

【主治】杀虫。煮汁饲狗，疗㾬疥。（《开宝》）

莲　藕

【释名】其根藕（《尔雅》）、其实莲（同上）、其茎叶荷。

【集解】《别录》记载：藕实茎生汝南池泽。八月采之。

莲　实

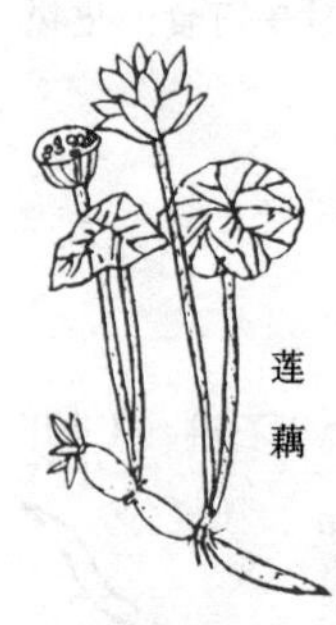

【释名】石莲子。

【集解】陶弘景说：藕实即莲子，八九月采黑坚如石者，干捣破之。

【气味】甘，平，涩，无毒。

【主治】补中养神，益气力，除百疾。（《本经》）

【发明】李时珍说：莲产于淤泥，而不为泥染；居于水中，而不为水没。

【附方】久痢禁口：石莲肉炒，为末。每服二钱，陈仓米汤调下，便觉思食，甚妙。加入香莲丸，尤妙。（《丹溪心法》）

藕

【气味】甘，平，无毒。

【主治】热渴，散留血，生肌。（《别录》）

【发明】李时珍说：白花藕大而孔扁者，生食味甘，煮食不美；红花及野藕，生食味涩，煮蒸则佳。

【附方】伤寒口干：生藕汁、生地黄汁、童子小便各半盏，煎温，服之。（庞安时《伤寒论》）

藕节

【气味】涩，平，无毒。

【主治】能止咳血、唾血，血淋、溺血，下血、血痢、血崩。（时珍）

【发明】李时珍说：一男子病血淋，痛胀祈死。予以藕汁调发灰，每服二钱，服三日而血止痛除。

【附方】鼻衄不止：藕节捣汁饮，并滴鼻中。

莲薏

【集解】即莲子中青心也。

【气味】苦，寒，无毒。

【主治】血渴，产后渴，生研末，米饮服二钱，立愈。（士良）清心去热。（时珍）

【附方】劳心吐血：莲子心七个，糯米二十一粒，为末，酒服。（《是斋百一方》）

莲蕊须

【气味】甘，涩，温，无毒。

【主治】清心通肾，固精气，乌须发，悦颜色，益血，止血崩、吐血。（时珍）

【附方】久近痔漏三十年者，三服除根：用莲花蕊、黑牵牛头末各一两半，当归五钱，为末。每空心酒服二钱。忌热物。五日见效。（《孙氏集效方》）

荷叶

【气味】苦，平，无毒。

【主治】生发元气，裨助脾胃，涩精滑，散瘀血，消水肿痈肿，发痘疮，治吐血咯血衄血，下血溺血血淋，崩中，产后恶血，损伤败血。（时珍）

【附方】伤寒产后血晕欲死：用荷叶、红花、姜黄等分，炒研末。童子小便调服二钱。（庞安常《伤寒论》）

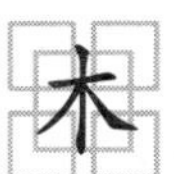
木

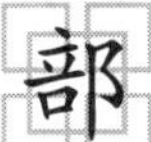
部

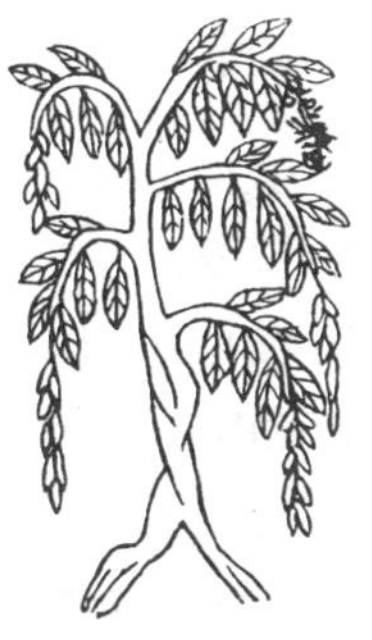

柏

【释名】侧柏。

实

【修治】李时珍说：寻常用，只蒸熟曝烈，舂簸取仁，炒研入药。

【气味】甘，平，无毒。

【主治】惊悸，益气，除风湿痹，安五脏。（《本经》）

【发明】李时珍说：柏子仁性平而不寒不燥，味甘而补，辛而能润，其气清香，能透心肾，益脾胃，盖仙家上品药也，宜乎滋养之剂用之。

【附方】服柏实法：八月连房取实曝收，去壳研末。每服二钱，温酒下，一日三服。渴即饮水，令人悦泽。

叶

【集解】李时珍说：或生或炒，各从本方。

【气味】苦，微温，无毒。

【主治】吐血衄血，痢血崩中赤白。（《别录》）

【发明】李时珍说：柏性后凋而耐久，禀坚凝之质，乃多寿之木，所以可入服食。

【附方】大肠下血：随四时方向，采侧柏叶烧研，每米饮服二钱。（《百一选方》）

松

【释名】李时珍说：按王安石《字说》云：松柏为百木之长。松犹公也，柏犹伯也。故松从公，柏从白。

脂

【释名】松膏，松胶，松香。

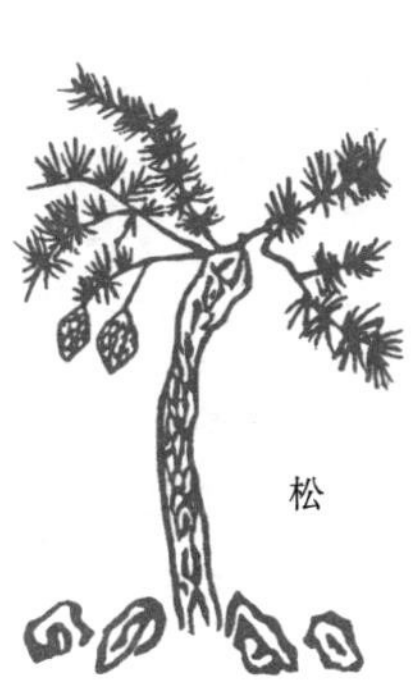
松

【修治】苏颂说：用大釜加水置甑，用白茅藉甑底，又加黄砂于茅上，厚寸许。

【气味】苦，甘，温，无毒。

【主治】强筋骨，利耳目，治崩带。（时珍）

【附方】风虫牙痛：刮松上脂，滚水泡化，一漱即止，已试验。（《集简方》）

节

【气味】苦，温，无毒。

【主治】治风蛀牙痛，煎水含漱，或烧灰日揩，有效。（时珍）

【发明】李时珍说：松节，松之骨也。质坚气劲，久亦不朽，故筋骨间风湿诸病宜之。

【附方】阴毒腹痛：油松木七块炒焦，冲酒二钟，热服。（《集简方》）

杉

【释名】煔（音杉）、沙木（《纲目》）、檠（音敬）木。

【集解】李时珍说：杉木叶硬，微扁如刺，结实如枫实。江南人以惊蛰前后取枝插种，出倭国者谓之倭木，并不及蜀、黔诸峒所产者优良。

材

【气味】辛，微温，无毒。

【主治】漆疮，煮汤洗之，无不瘥。（《别录》）

【发明】朱震亨说：杉屑属金有火。其节煮汁浸捋脚气肿满，尤效。

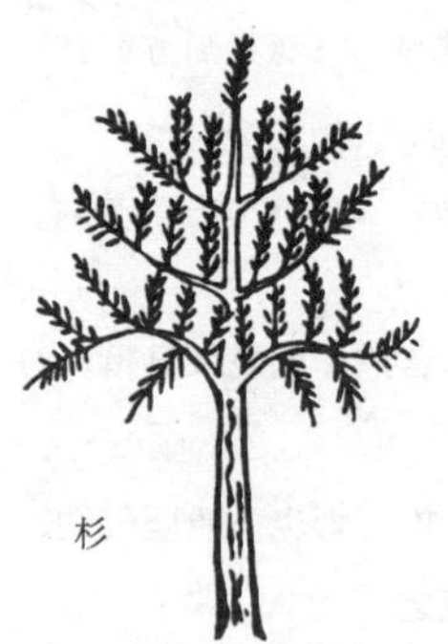
杉

【附方】肺壅痰滞：上焦不利，卒然咳嗽。杉木屑一两，皂角（去皮酥炙）三两，为末，蜜丸梧子大。每米饮下十丸，一日四服。（《圣惠方》）

皮

【主治】金疮血出，及汤

火伤灼，取老树皮烧存性，研敷之。或入鸡子清调敷。一二日愈。（时珍）

叶

【主治】风、虫牙痛，同芎䓖、细辛煎酒含漱。（时珍）

子

【主治】疝气痛，一岁一粒，烧研酒服。（时珍）

桂

【释名】李时珍说：此即肉桂也。去其内外皮者，即为桂心。

【集解】李时珍说：去粗皮用。

【气味】甘，辛，大热，有小毒。

【主治】治寒痹风喑。阴盛失血，泻痢惊痫。（时珍）

木　兰

【释名】杜兰（《别录》）、林兰（《本经》）、木莲（《纲目》）、黄心。

【集解】《别录》记载：木兰生零陵山谷及太山。皮似桂而香。十二月采皮。阴干。

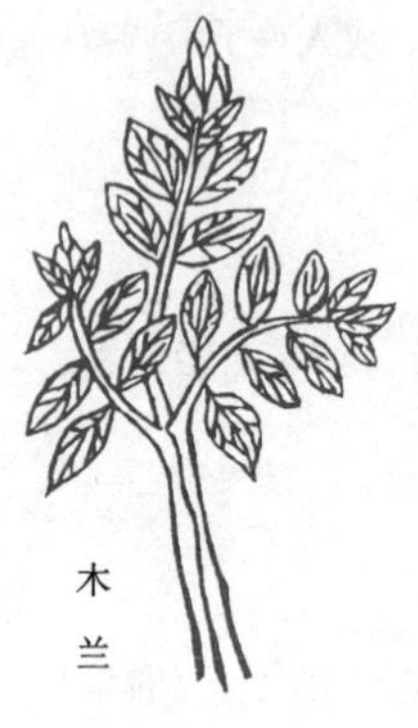

皮

【气味】苦，寒，无毒。

【主治】疗中风伤寒，及痈疽水肿，去臭气。（《别录》）治酒疸，利小便，疗重舌。(时珍)

【附方】小儿重舌：木兰皮一尺，广四寸，削去粗皮，入醋一升，渍汁噙之。（《子母秘录》）

花

【主治】鱼哽骨哽，化铁丹用之。(时珍)

丁　香

【释名】丁子香（《嘉祐》）、鸡舌香。

【集解】苏恭说：鸡舌香树叶及皮并似栗，花如梅花，子似枣核，此雌树也，不入香用。其雄树虽花不实，采花酿之以成香。出昆仑及交州、爱州以南。

鸡舌香（《别录》）

【气味】辛，微温，无毒。李时珍说：辛，温。

【主治】风水毒肿，霍乱心痛，去恶气。（《别录》）

丁香（《开宝》）

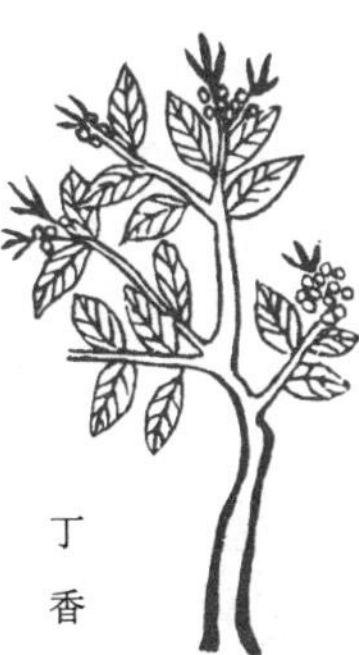

【气味】辛，温，无毒。

【主治】治虚哕，小儿吐泻，痘疮胃虚，灰白不发。（时珍）

【发明】王好古说：丁香与五味子、广茂同用，治奔豚之气。亦能泄肺，能补胃，大能疗肾。

【附方】干霍乱痛，不吐不下。丁香十四枚，研末，以沸汤一升和之，顿服。不瘥更作。（思邈《千金方》）

丁皮

【释名】时珍曰：即树皮也。似桂皮而厚。

【气味】同香。

【主治】齿痛。（李珣）心腹冷气诸病。方家用代丁香。（时珍）

枝

【主治】一切冷气，心腹胀满，恶心，泄泻虚滑，水谷不消：用枝杖七斤，肉豆蔻（面煨）八斤，白面（炒）六斤，甘草（炒）十一斤，炒盐中三斤，为末。日日点服。（《御药院方》）

根

【气味】辛，热，有毒。

【主治】风热毒肿。不入心腹之用。（《开宝》）

檀　　香

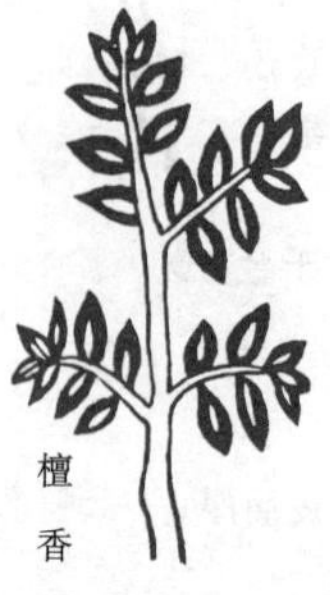

【释名】李时珍说：檀，善木也，故字从亶。亶，善也。释氏呼为旃檀，以为汤沐，犹言离垢也。

【集解】李时珍说：叶廷珪《香谱》云：皮实而色黄者为黄檀，皮洁而色白者为白檀，皮腐而色紫者为紫檀。其木并坚重清香，而白檀尤良。宜以纸封收，则不泄气。

【气味】（白旃檀）辛，温，无毒。

【主治】煎服，止心腹痛，霍乱，肾气痛。水磨，涂外肾并腰肾痛处。（大明）

【发明】李时珍说：白檀辛温，气分之药也。故能理卫气而调脾肺。利胸膈。紫檀咸寒，血分之药也。故能和营气而消肿毒，治金疮。

楠

【释名】柟（与楠字同）。

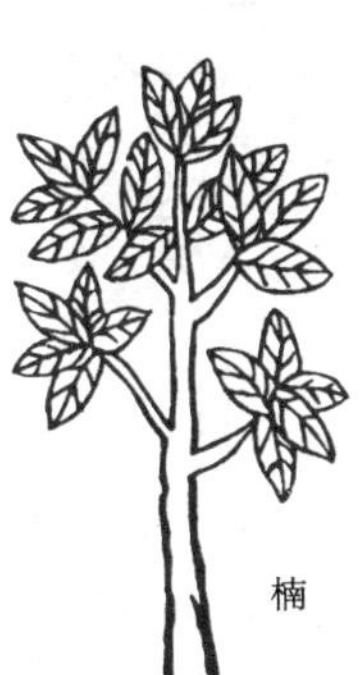
楠

【集解】陈藏器说：柟木高大，叶如桑，出南方山中。

材

【气味】辛，微温，无毒。

【主治】霍乱吐下不止，煮汁服。（《别录》）

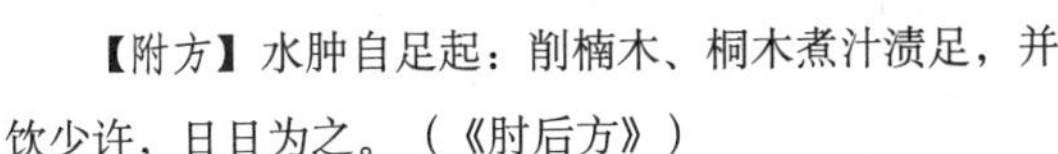

【附方】水肿自足起：削楠木、桐木煮汁渍足，并饮少许，日日为之。（《肘后方》）

皮

【气味】苦，温，无毒。

【主治】霍乱吐泻，小儿吐乳，暖胃正气，并宜煎服。（李珣）

樟

【释名】李时珍说：其木理多文章，故谓之樟。

【集解】藏器曰：江东舸船多用樟木。县名豫章，因木得名。

材

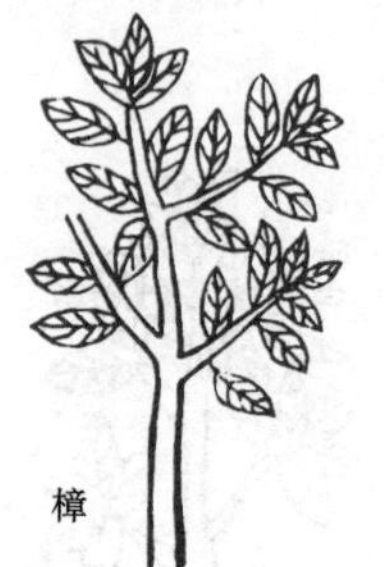

【气味】辛，温，无毒。

【主治】恶气中恶，心腹痛鬼疰，霍乱腹胀，宿食不消，常吐酸臭水，酒煮服，无药处用之。煎汤，浴脚气疥癣风痒。作履，除脚气。（藏器）

【发明】李时珍说：霍乱及干霍乱须吐者。以樟木屑煎浓汁吐之，甚良。又中恶，鬼气卒死者，以樟木烧烟熏之，待苏乃用药。此物辛烈香窜，能去湿气、辟邪恶故也。

【附方】手足痛风冷痛如虎咬者。用樟木屑一斗，急流水一石，煎极滚泡之，乘热安足于桶上熏之。以草荐围住，勿令汤气入目。其功甚捷，此家传经验方也。（虞抟《医学正传》）

瘿　节

【主治】风疰鬼邪。（时珍）

【附方】三木节散治风劳，面色青白，肢节沉重，膂间痛，或寒或热，或躁或嗔，思食不能食，被虫侵蚀，症状多端。天灵盖（酥炙，研）二两，牛黄、人中白（焙）各半两，麝香二钱，为末。别以樟木瘤节、皂荚木瘤节、槐木瘤节各为末五两，每以三钱，水一盏，煎半盏，去滓，调前末一钱，五更顿服，取下虫物为妙。（《圣惠方》）

芦　　荟

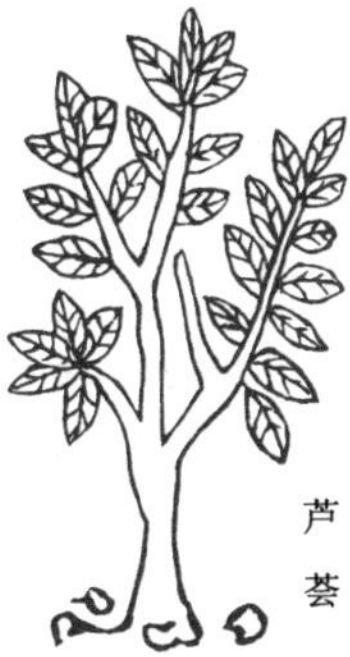

【释名】奴会（《开宝》）、讷会（《拾遗》）、象胆。李时珍说：名义未详。陈藏器说：俗呼为象胆，以其味苦如胆也。

芦荟

【气味】苦，寒，无毒。

【主治】热风烦闷，胸膈间热气，明目镇心，小儿癫痫惊风，疗五疳，杀三虫及痔病疮瘘，解巴豆毒。（《开宝》）主小儿诸疳热（李权）。

研末，敷䘌齿甚妙。治湿癣出黄汗。（苏颂）

【发明】李时珍说：芦荟，乃厥阴经药也。其功专于杀虫清热。以上诸病，皆热与虫所生故也。

【附方】小儿脾疳：芦荟、使君子等分，为末。每米饮服一二钱。（《卫生易简方》）

梓

【释名】李时珍说：按陆佃《埤雅》云：梓为百木长，故呼梓为木王。盖木莫良于梓。

【气味】（梓白皮）苦，寒，无毒。

【主治】疗目中疾，主吐逆胃反。小儿热疮，身头

热烦，蚀疮，煎汤浴之，并捣敷。（《别录》）

【附方】时气温病，头痛壮热，初得一日：用生梓木削去黑皮，取里白者切一升，水二升五合煎汁。每服八合，取瘥。（《肘后方》）

梧 桐

【释名】榇。

【集解】陶弘景说：梧桐皮白，叶似青桐，而子肥可食。

木白皮

【气味】缺。

【主治】烧研，和乳汁涂须发，变黄赤。（时珍）

叶

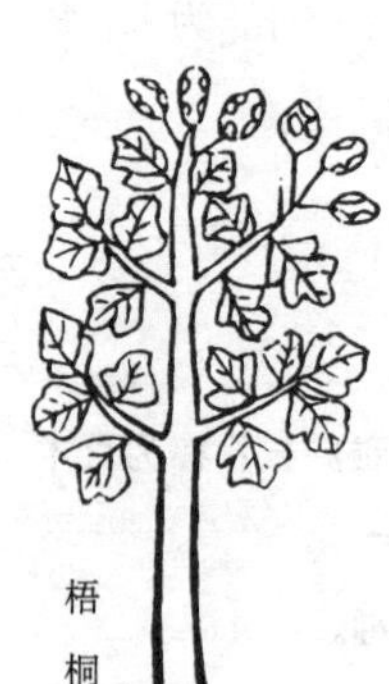

【主治】发背，炙焦研末，蜜调敷，干即易。（《肘后方》）

子

【气味】甘，平，无毒。

【主治】捣汁涂，拔去白发，根下必生黑者。又治小儿口疮，和鸡子烧存性，研掺。（时珍）

柳

【释名】小杨（《说文》）、杨柳。

【集解】《别录》记载：柳华生琅邪川泽。

柳　　华

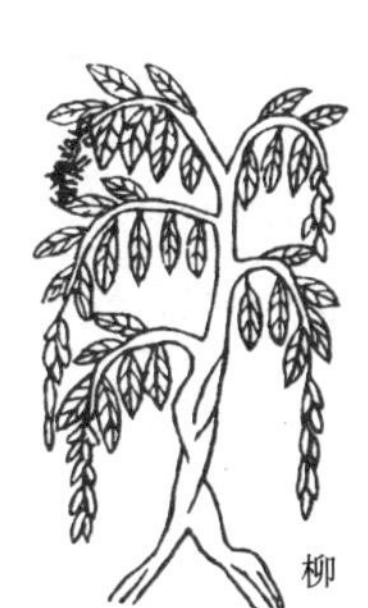

【释名】柳絮。（《本经》）

【气味】苦，寒，无毒。

【主治】风水黄疸，面热黑。（《本经》）

【发明】陶弘景说：柳华熟时，随风状如飞雪，当用其未舒时者。子亦随花飞止，应水渍汁尔。

【附方】走马牙疳：杨花烧存性，入麝香少许，搽。（《保幼大全》）

叶

【气味】同华。

【主治】疗白浊，解丹毒。（时珍）

【附方】眉毛脱落：垂柳叶阴干为末，每姜汁于铁器中调，夜夜摩之。（《圣惠方》）

枝、根白皮

【气味】同华。

【主治】煎服，治黄疸白浊。酒煮，熨诸痛肿，去风止痛消肿。（时珍）

【发明】苏颂说：柳枝皮及根亦入药。

【附方】脾胃虚弱不思饮食，食下不化，病似翻胃噎膈。清明日取柳枝一大把熬汤，煮小米作饭，洒面滚成珠子，晒干，袋悬风处。每用烧滚水随意下米，米沉住火，少时米浮，取看无硬心则熟，可顿食之。久则面散不粘矣，名曰络索米。（杨起《简便方》）

白　杨

【释名】独摇。

【集解】苏恭说：白杨取叶圆大，蒂小，无风自动者。

木　皮

【修治】雷敩说：凡使，铜刀刮去粗皮蒸之，从巳至未。以布袋盛，挂屋东角，待干用。

【气味】苦，寒，无毒。

【主治】毒风脚气肿，四肢缓弱不随，毒气游在皮肤中，痰癖等，酒渍服之。（《唐本》）

【附方】项下瘿气：秫米三斗炊熟，取圆叶白杨皮十两，勿令见风，切，水五升，煮取二升，渍麴末五两，如常酿酒。每旦一盏，日再服。（《崔氏方》）

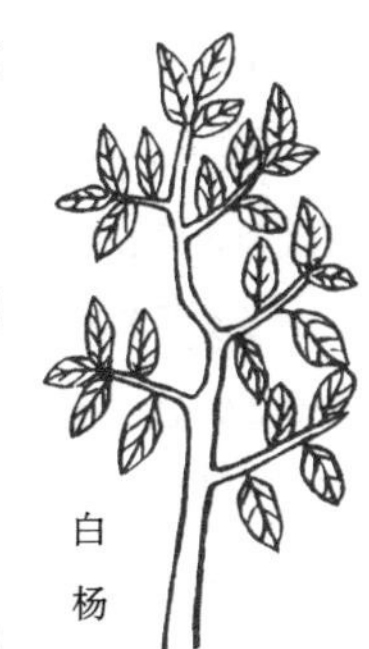

枝

【主治】消腹痛，治吻疮。（时珍）

【附方】口吻烂疮：白杨嫩枝，铁上烧灰，和脂敷之。（《外台秘要》）

叶

【主治】龋齿，煎水含漱。又治骨疽久发，骨从中出，频捣敷之。（时珍）

巴　　豆

【释名】李时珍说：此物出巴蜀，而形如菽豆，故以名之。

【修治】李时珍说：巴豆有用仁者，用壳者，用油者，有生用者，麸炒者，醋煮者，烧存性者，有研烂以纸包压去油者（谓之巴豆霜）。

【气味】辛，温，有毒。之才曰：中其毒者，用冷水、黄连汁、大豆汁解之。

【主治】伤寒温疟寒热，破症瘕结聚坚积，留饮痰癖，大腹水胀，荡练五脏六腑，开通闭塞，利水谷道，去恶肉，杀虫鱼。（《本经》）

【发明】李时珍说：巴豆气热味辛，生猛熟缓，能吐能下，能行能止，是可升可降药也。

【附方】一切积滞：巴豆一两，蛤粉二两，黄柏三两，为末，水丸绿豆大。每水下五丸。（《医学切问》）

桑

【释名】子名椹。《种树书》云：桑以构接则桑木。桑根下埋龟甲，则茂盛不蛀。

根白皮

【修治】雷敩说：凡使，采十年以上向东畔嫩根，铜刀刮去青黄薄皮一重，取里白皮切，焙干用。

【气味】甘，寒，无毒。

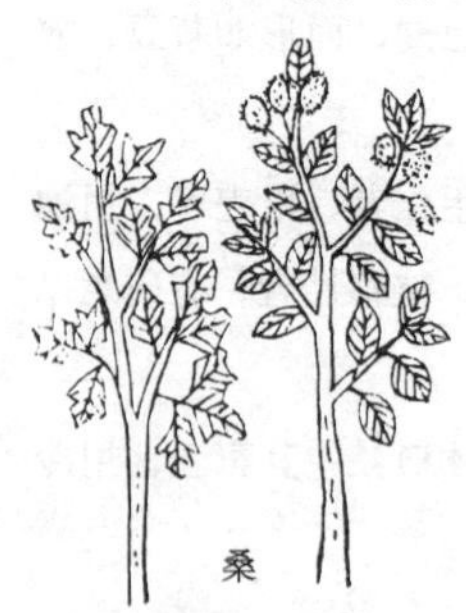
桑

【主治】去肺中水气，唾血热渴，水肿腹满胪胀，利水道，去寸白。（《别录》）

【发明】李时珍说：桑白皮长于利小水，乃实则泻其子也。

【附方】消渴尿多：入地三尺桑根，剥取白皮炙黄黑，锉，

以水煮浓汁，随意饮之。亦可入少米。勿用盐。（《肘后方》）

桑　椹

【释名】文武实。

【主治】单食止消渴。（苏恭）

【发明】寇宗奭说：《本经》言桑甚详，然独遗乌椹，桑之精英尽在于此。

【附方】发白不生：黑熟桑椹，水浸日晒，搽涂，令黑而复生也。（《千金方》）

叶

【气味】苦，甘，寒，有小毒。

【主治】治劳热咳嗽，明目长发。（时珍）

【发明】苏颂说：桑叶可常服。李时珍说：桑叶乃手、足阳明之药，汁煎代茗，能止消渴。

【附方】风眼下泪：腊月不落桑叶煎汤，日日温洗。或入芒硝。（《集简方》）

枝

【气味】苦，平。

【主治】遍体风痒干燥，水气，脚气，风气，四肢拘挛，上气眼晕，肺气咳嗽，消食利小便。久服，终身不患偏风。（苏颂）

【发明】李时珍说：煎药用桑者，取其能利关节，除风寒湿痹诸痛也。

【附方】水气脚气：桑条二两炒香，以水一升，煎二合。每日空心服之，亦无禁忌。（《圣济总录》）

酸　枣

【集解】马志说：酸枣即棘实，更非他物。

【主治】心腹寒热，邪结气聚，四肢酸痛湿痹。久服，安五脏，轻身延年。（《本经》）

【发明】李时珍说：酸枣实味酸性收，故主肝病，寒热结气，酸痹久泻，脐下满痛之症。

【附方】睡中汗出：酸枣仁、人参、茯苓等分，为末，每服一钱，米饮下。（《简便方》）

金　樱　子

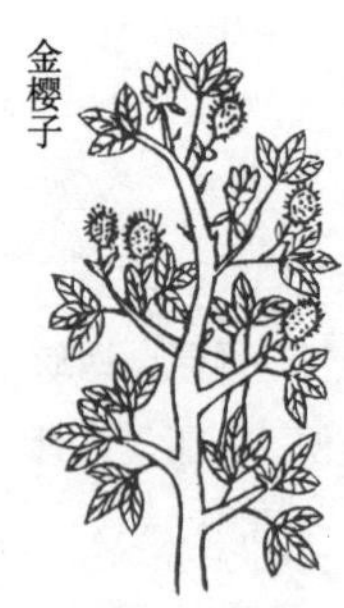

【释名】刺梨子（《开宝》）、山石榴（《纲目》）、山鸡头子。时珍曰：金樱当作金罂，谓其子形如黄罂也。

【集解】时珍曰：山林间甚多。

【气味】（子）酸、涩，平，无毒。

【主治】脾泄下利，止小便利，

涩精气。久服，令人耐寒轻身。（《蜀本》）

【发明】慎微曰：沈存中《笔谈》云：金樱子止遗泄，取其温且涩也。

【附方】补血益精：金樱子（去刺及子，焙）四两，缩砂二两，为末，炼蜜和丸梧子大。每服五十丸，空心温酒服。（《奇效良方》）

冬　青

【释名】冻青。

【集解】陈藏器说：冬青木肌白，有纹作象齿笏。其叶堪染绯。

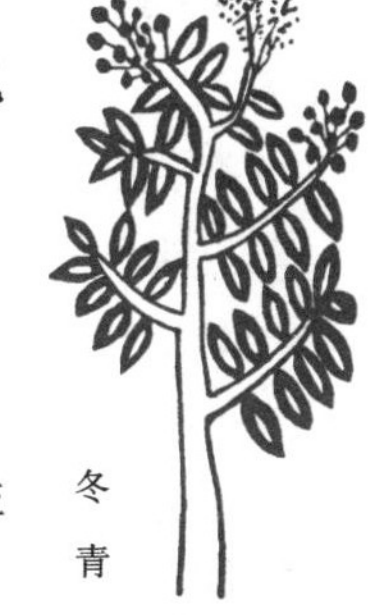

冬青

子、木皮

【气味】甘，苦，凉，无毒。

【主治】浸酒，去风虚，补益肌肤。皮之功同。（藏器）

【附方】痔疮：冬至日取冻青树子，盐酒浸一夜，九蒸九晒，瓶收。每日空心酒吞七十粒，卧时再服。（《集简方》）

叶

【主治】烧灰，入面膏，治皲瘃，灭瘢痕，殊效。（苏颂）

五　加

【释名】李时珍说：此药以五叶交加者良，故名五加，又名五花。

【气味】（根皮同茎）辛，温，无毒。

【主治】男子阳痿，囊下湿，小便余沥，妇人阴痒及腰脊痛，两脚疼痹风弱，五缓虚羸，补中益精，坚筋骨，强志意。久服，轻身耐老。（《别录》）

【发明】李时珍说：五加治风湿痿痹，壮筋骨，其功良深。

【附方】虚劳不足：五加皮、枸杞根白皮各一斗，水一石五斗，煮汁七斗，分取四斗，浸曲一斗，以三斗拌饭，如常酿酒法，待熟任饮。（《千金方》）

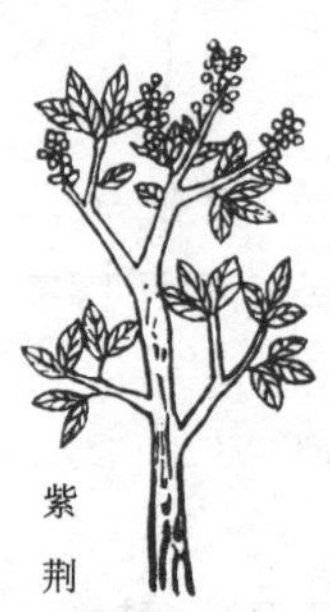
紫荆

紫　荆

【释名】紫珠（《拾遗》）、皮名肉红（《纲目》）、内消。

【集解】苏颂说：紫荆处处有之，人多种于庭院间。木似黄荆，叶小无桠，花深紫可爱。

木 并 皮

【气味】苦，平，无毒。

【主治】破宿血，下五淋，浓煮汁服。（《开宝》）

【发明】李时珍说：紫荆气寒味苦，色紫性降，入手、足厥阴血分。寒胜热，苦走骨，紫入营。故能活血消肿，利小便而解毒。

【附方】痔疮肿痛：紫荆皮五钱，新水食前煎服。（《直指方》）

木 槿

【释名】日及。

【气味】（皮并根）甘，平，滑，无毒。

【主治】治赤白带下，肿痛疥癣，洗目令明，润燥活血。（时珍）

【发明】李时珍说：木槿皮及花，并滑如葵花，故能润燥。色如紫荆，故能活血。

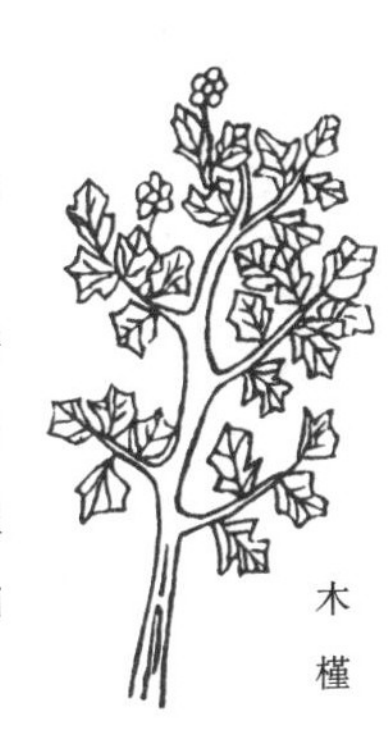

木槿

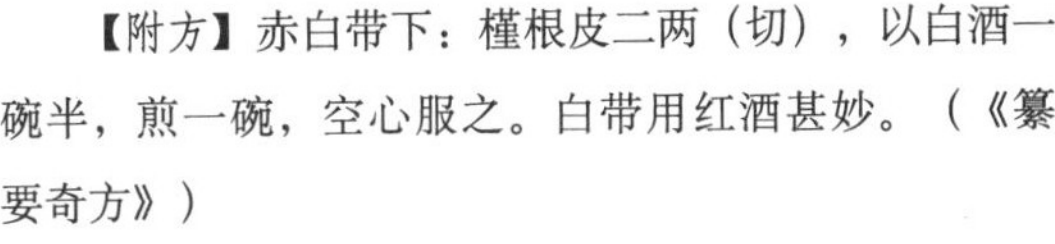

【附方】赤白带下：槿根皮二两（切），以白酒一碗半，煎一碗，空心服之。白带用红酒甚妙。（《纂要奇方》）

扶　桑

【释名】佛桑（《霏雪录》）、朱槿（《草木状》）、赤槿（同）、日及。

【集解】时珍曰：扶桑产南方，乃木槿别种。其枝柯柔弱，叶深绿，微涩如桑。

叶 及 花

【气味】甘，平，无毒。

【主治】痈疽腮肿，取叶（或花）同白芙蓉叶、牛旁叶、白蜜研膏敷之，即散（时珍）。

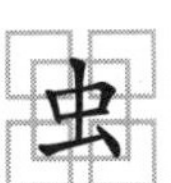
虫

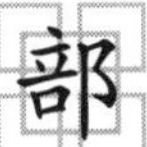
部

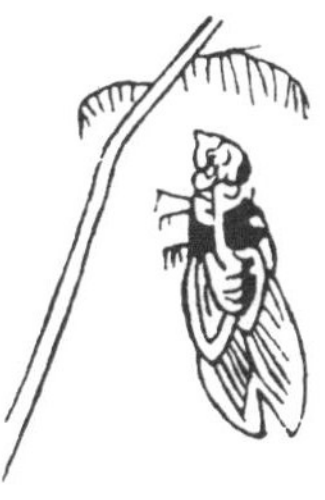

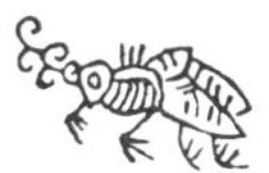

蜜　蜂

【释名】蜡蜂（《纲目》）、䗪。

【集解】《别录》记载：蜂子生武都山谷。

蜂　子

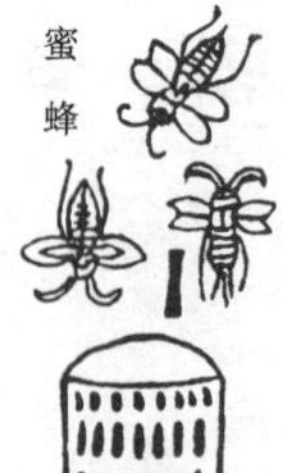

【气味】甘，平，微寒，无毒。

【主治】风头、除蛊毒，补虚羸伤中。久服令人光泽，好颜色，不老。（《本经》）

【发明】李时珍说：蜂子古人以充馔品，故《本经》（《别录》）著其功效，而《圣济总录》治大风疾，兼用诸蜂子，盖亦足阳明、太阴之药也。

【附方】大风疠疾，须眉堕落，皮肉已烂成疮者。用蜜蜂子、胡蜂子、黄蜂子（并炒）各一分，白花蛇、乌蛇（并酒浸，去皮、骨，炙干）、全蝎（去土，炒）、白僵蚕（炒）各一两，地龙（去土，炒）半两，蝎虎（全者，炒）、赤足蜈蚣（全者，炒）各十五枚，丹砂一两，雄黄醋熬，一分，龙脑半钱，研为末。每服一钱匕，温蜜汤调下，日三五服。（《总录》）

露 蜂 房

【集解】韩保昇曰：此树上大黄蜂窠也。

【气味】苦，平，有毒。

【主治】惊痫瘈疭，寒热邪气，癫疾，鬼精蛊毒，肠痔。（《本经》）

【发明】时珍曰：露蜂房，阳明药也。外科、齿科及他病用之者，亦皆取其以毒攻毒，兼杀虫之功耳。

【附方】风虫牙痛：露蜂房煎醋，热漱之。

蚕

【释名】（蚕）自死者名白僵蚕。

【修治】《别录》记载：生颖川平泽。四月取自死者。勿令中湿，有毒不可用。

【气味】咸，辛，平，无毒。

【主治】小儿惊痫夜啼，去三虫。（《本经》）

【发明】李时珍说：僵蚕，蚕之病风者也。

【附方】项上瘰疬：白僵蚕为末，水服五分，日三服，十日瘥。（《外台》）

蜘　蛛

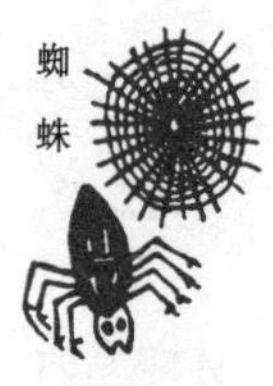

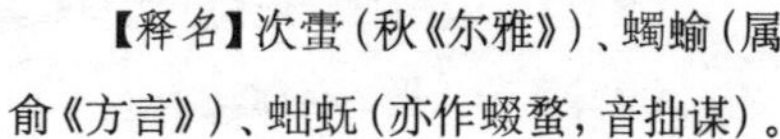

【释名】次蟗（秋《尔雅》）、蠋蝓（属俞《方言》）、蚰蚝（亦作蝃蝥，音拙谋）。

【集解】陶弘景说：蜘蛛数十种，今入药惟用悬网如鱼罾者，亦名蚰蚝。赤斑者俗名络新妇，亦入方术家用。

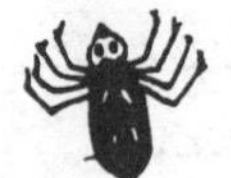

【气味】微寒，有小毒。

【主治】大人、小儿㿗，及小儿大腹丁奚，三年不能行者。（《别录》）

【发明】蜘蛛散主之。蜘蛛十四枚（炒焦），桂半两，为散。每服八分一匕，日再。或以蜜丸亦通。

【附方】泄痢脱肛：疼痛已久者，黑圣散主之。大蜘蛛一个，瓠叶两重包扎定，合子内烧存性，入黄丹少许，为末。先以白矾、葱、椒煎汤洗，拭干，以前药末置软帛上，托入收之，甚是有效也。（《乘闲方》）

蜕　壳

【主治】虫牙、牙疳。（时珍）

【附方】牙疳出血：蜘蛛壳为末，入胭脂、麝香少许，敷之。（《直指方》）

网

【主治】喜忘，七月七日取置衣领中，勿令人知。（《别录》）

【发明】李时珍说：按侯延庆《退斋雅闻录》云：凡人卒暴吐血者，用大蜘蛛网搓成小团，米饮吞之，一服立止。

【附方】积年诸疮：蜘蛛膜贴之，数易。（《千金方》）

蝎

【释名】李时珍说：许慎云：蝎，虿尾虫也。长尾为虿，短尾为蝎。

【集解】李时珍说：蝎形如水黾，八足而长尾，有节色青。今捕者多以盐泥食之，入药去足焙用。

【气味】甘，辛，平，有毒。

【主治】诸风瘾疹，及中风半身不遂，口眼㖞斜，语涩，手足抽掣。（《开宝》）

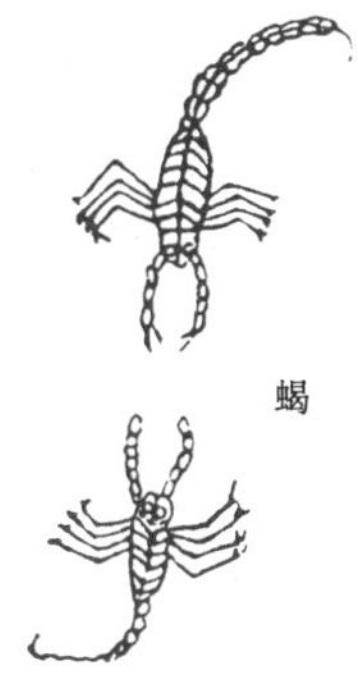
蝎

【发明】李时珍说：蝎产于东方，色青属木，足厥阴经药也，故治厥阴诸病。

【附方】风淫湿痹，手足不举，

筋节挛疼：先与通关，次以全蝎七个瓦炒，入麝香一字研匀，酒三盏，空心调服。如觉已透则止，未透再服。如病未尽除，自后专以婆蒿根洗净，酒煎，日二服。（《直指方》）

水　　蛭

【释名】李时珍说：方音讹蛭为痴，故俗有水痴、草痴之称。

【修治】陈藏器说：收干蛭，当展其身令长，腹中有子者去之。性最难死，虽以火炙，亦如鱼子烟熏经年，得水犹活也。

【气味】咸，苦，平，有毒。

【主治】逐恶血、瘀血、月闭，破血症积聚，无子，利水道。（《本经》）

【发明】成无已曰：咸走血，苦胜血。水蛭之咸苦，以除畜血，乃肝经血分药，故能通肝经聚血。

【附方】坠跌打击、内伤神效方：水蛭、麝香各一两锉碎，烧令烟出，为末。酒服一钱，当下畜血。未止再服，其效如神。（《古今录验方》）

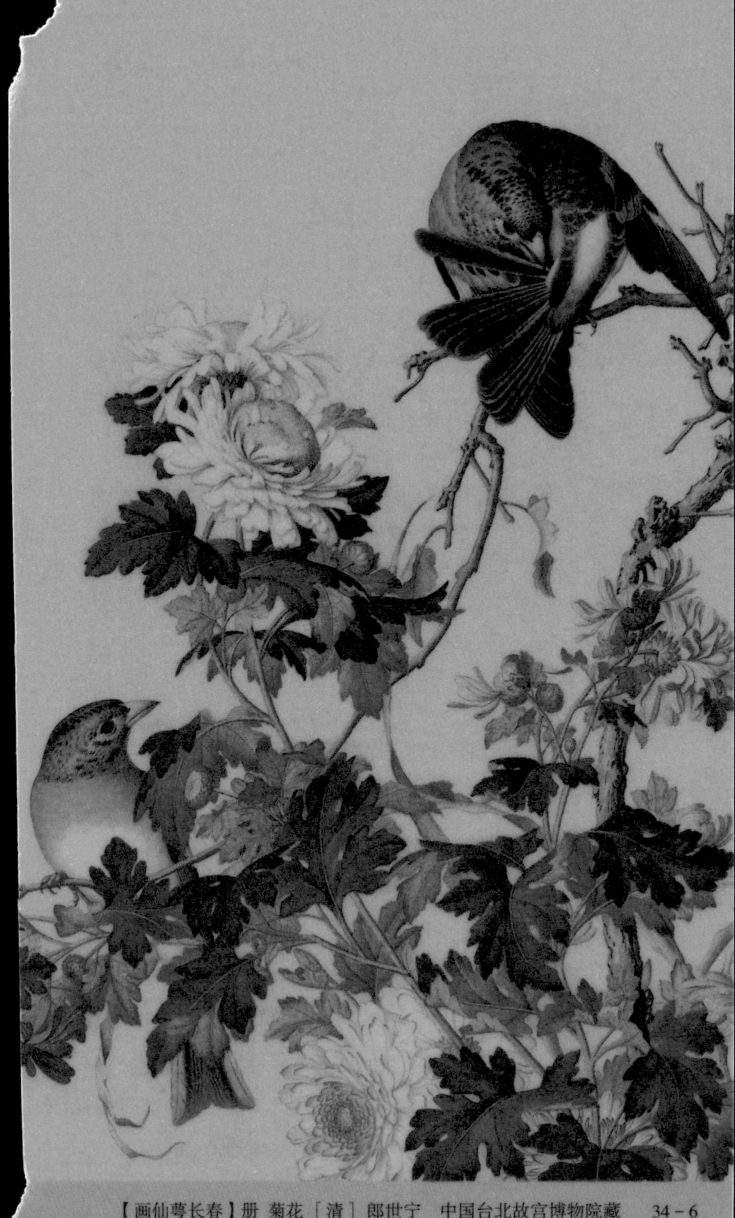

【画仙萼长春】册 菊花［清］郎世宁　中国台北故宫博物院藏　34-6

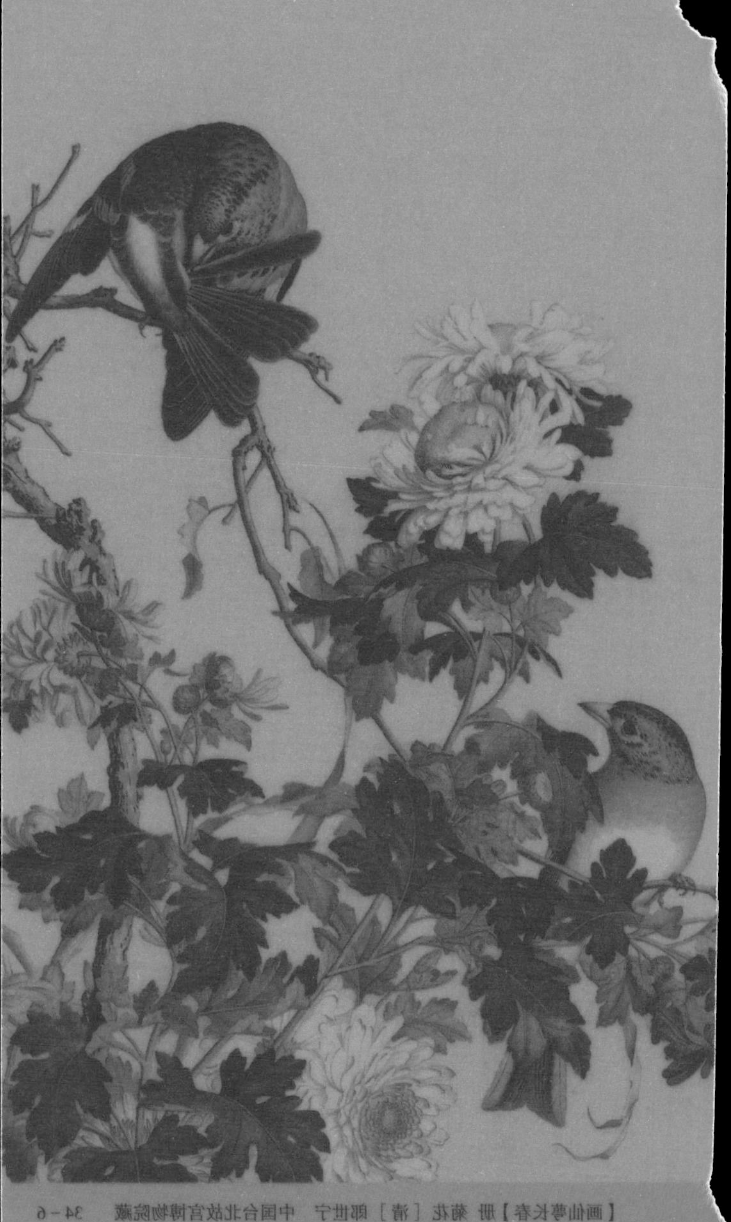

【画仙萼长春】册 菊花 [清] 郎世宁 中国台北故宫博物院藏 34-6

蚱　　蝉

蝉　　蜕

【释名】蝉壳。

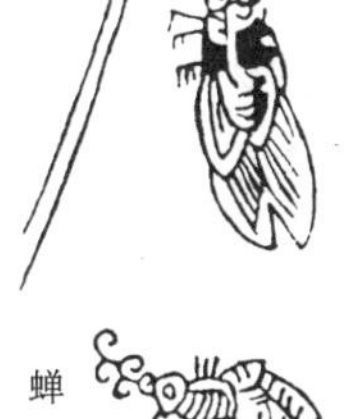

蝉蜕

【集解】时珍曰：凡用蝉壳，沸汤洗去泥土、翅、足，浆水煮过，晒干用。

【气味】咸、甘，寒，无毒。

【主治】治头风眩晕，皮肤风热，痘疹作痒，破伤风及疔肿毒疮，大人失音，小儿噤风天吊，惊哭夜啼，阴肿。（时珍）

【发明】时珍曰：蝉乃土木余气所化，饮风吸露，其气清虚。

【附方】小儿惊啼：啼而不哭，烦也；哭而不啼，躁也。用蝉蜕二七枚，去翅、足为末，入朱砂末一字，蜜调与吮之。（《活幼口议》）

蜣　　螂

【释名】推丸。

【集解】李时珍说：蜣螂以土裹粪，转而成丸，雄

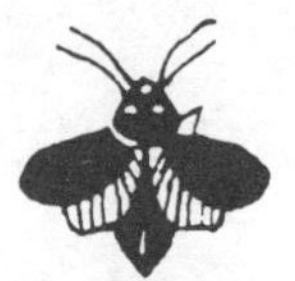

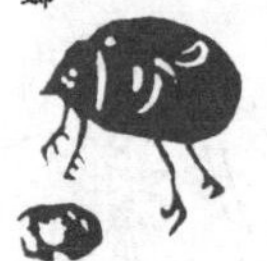

蜣螂

曳雌推，置于坎中，覆之而去。数日有小蜣螂出，盖孚乳于中也。

【气味】咸，寒，有毒。

【主治】小儿惊痫瘈疭，腹胀寒热，大人癫疾狂易。（《本经》）

【发明】李时珍说：蜣螂乃手足阳明、足厥阴之药，故所主皆三经之病。

【附方】小儿惊风，不拘急慢：用蜣螂一枚杵烂，以水一小盏，于百沸汤中荡热，去滓饮之。

蟾　蜍

【释名】𧑒𪓰（音蹙秋）、𧑒䵹（音施）、蝌𧑒（踟蹰）、苦蠪（音笼）、蚵蚾（何皮）、癞蛤蟆。

【集解】《别录》记载：蟾蜍生江湖池泽。五月五日最东行者，阴干用。

【修治】李时珍说：今人皆于端午日捕取，风干，黄泥固济，煅存性用之。

【气味】辛，凉，微毒。

【主治】阴蚀，疽疠恶疮，猘犬伤疮，能合玉石。（《别录》）

【发明】李时珍说：蟾蜍，土之精也。

【附方】腹中冷癖水谷痫结，心下停痰，两胁痞满，按之鸣转，逆害饮食：大蟾蜍一枚，去皮、肠，支解之，芒硝强人一升，中人七合，弱人五合，水七升，煮四升，顿服，得下为度。（《肘后方》）

头

【主治】功同蟾蜍。

蟾　酥

【集解】寇宗奭说：眉间白汁，谓之蟾酥。以油单纸裹眉裂之，酥出纸上，阴干用。

【气味】甘，辛，温，有毒。

【主治】发背、疔疮，一切恶肿。（时珍）

【附方】风虫牙痛不可忍。《圣惠》：用蟾酥一片，水浸软，入麝香少许研匀。以粟米大，绵裹咬定，吐涎愈。一方：用胡椒代麝香。一方：用蟾酥染丝绵上，剪一分，纴入齿缝根里。忌热物，半日效。干者，以热汤化开。

蛤　蟆

【释名】蟼（音惊，又音加）蟆。

【集解】陈藏器说：《别录》，蛤蟆一名蟾蜍，误矣。蛤蟆、蟾蜍，二物各别。

【修治】雷敩说：凡使蛤蟆，先去皮并肠及爪子，阴干。每个用真牛酥一分涂，炙干。若使黑虎，即连头、

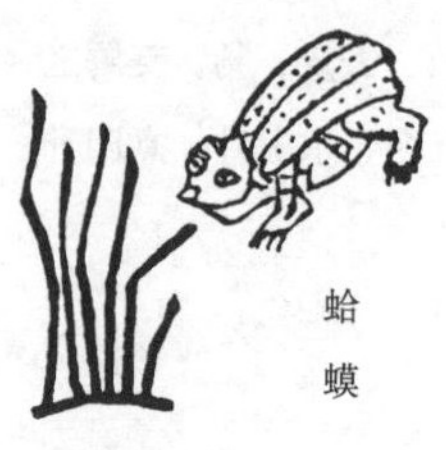
蛤蟆

尾、皮、爪并阴干，酒浸三日，漉出焙用。

【气味】辛，寒，有毒。

【主治】邪气，破症坚血，痈肿阴疮。服之不患热病。（《本经》）

【发明】苏颂说：蛤蟆、蟾蜍，二物虽同一类，而功用小别亦当分而用之。

【附方】瘰疬溃烂：用黑色蛤蟆一枚，去肠焙研，油调敷之。忌铁器。

肝

【主治】蛇螫人，牙入肉中，痛不可堪，捣敷之，立出。（时珍 出《肘后方》）

胆

【主治】小儿失音不语，取汁点舌上，立愈。（时珍 出孙氏《集效方》）

脑

【主治】青盲，明目。（《别录》）

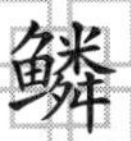
鳞

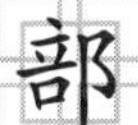
部

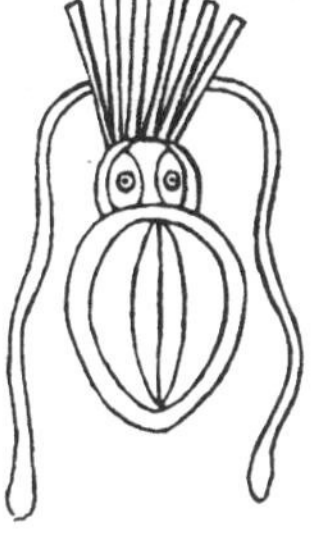

龙

【释名】时珍曰：按许慎《说文》，龙（繁体为龍）篆文象形。

龙　骨

【集解】时珍曰，近世方法，但煅赤为粉。亦有生用者。《事林广记》云：用酒浸一宿，焙干研粉，水飞三度用。

【气味】甘，平，无毒。

【主治】咳逆，泄痢脓血，女人漏下，症瘕坚结，小儿热气惊痫。（《本经》）

【发明】时珍曰：涩可去脱。故成氏云：龙骨能收敛浮越之正气，固大肠而镇惊。又主带脉为病。

【附方】泄泻不止：白龙骨、白石脂等分为末，水丸梧子大。紫苏、木瓜汤下，量大人，小儿用。（《心鉴》）

乌　蛇

【释名】乌梢蛇。

【气味】（肉）甘，平，无毒。

【主治】功与白花蛇同，而性善无毒。（时珍）

【附方】紫白癜风：乌蛇肉（酒炙）六两，枳壳（麸炒）、羌活、牛膝、天麻各三两，熟地黄四两，白蒺藜（炒）、五加皮、防风、桂心各二两，剉片，以绢袋盛，于无灰酒二斗中浸之，密封七日。每日三度，温服一小盏。忌鸡、鹅、鱼肉、发物。（《圣惠》）

水　蛇

【释名】公蛎蛇。

【集解】时珍曰：水蛇所在有之，生水中。

肉

【气味】甘、咸，寒，无毒。

【主治】消渴烦热，毒痢。（时珍）

【附方】圣惠水蛇丸治消渴，四肢烦热，口干心躁：水蛇一条活者，剥皮炙黄为末，蜗牛五十个，水浸五日取涎，入天花粉末煎稠，入麝香一分，粟饭和，丸绿豆大。每服十丸，姜汤下。

皮

【主治】烧灰油调，敷小儿骨疽脓血不止。又治手指天蛇毒疮。（时珍）

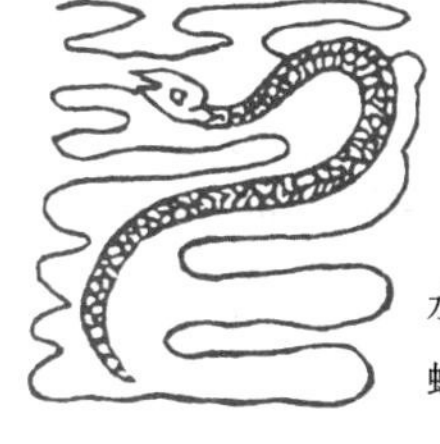
水蛇

【附方】小儿骨疮《海上方》诗云：小儿骨痛不堪

言，出血流脓实可怜。寻取水蛇皮一个，烧灰油抹敷。

鲤　鱼

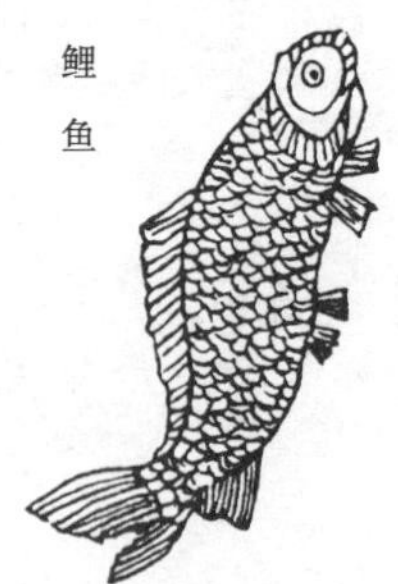

【释名】李时珍说：鲤鳞有十字纹理，故名鲤。

【气味】（肉）甘，平，无毒。

【主治】烧末，能发汗，定气喘咳嗽，下乳汁，消肿。米饮调服，治大人小儿暴痢。用童便浸煨，止反胃及恶风入腹。（时珍）

【发明】李时珍说：鲤乃阴中之阳，其功长于利小便，故能消肿胀黄疸，脚气喘嗽，湿热之病。

【附方】水肿：用大鲤一尾，赤小豆一升，水二斗，煮食饮汁，一顿服尽，当下利尽即瘥。（《外台》）

鲫　鱼

【释名】鲋（音附）鱼。

【集解】韩保昇说：鲫，所在池泽有之。形似小鲤，色黑而体促，肚大而脊隆。

肉

【气味】甘，温，无毒。

【主治】合五味煮食，主虚羸。（藏器）

【发明】朱震亨说：诸鱼属火，独鲫属土，有调胃实肠之功。若多食，亦能动火。

【附方】目生胬肉：鲜鲫鱼，取肉一片，中央开窍，贴于眶上。日三五度。（《圣济总录》）

鲈　　鱼

【释名】四鳃鱼。李时珍说：黑色曰卢。此鱼白质黑章，故名。淞人名四鳃鱼。

【集解】李时珍说：鲈出吴中，淞江尤盛，四五月方出。

肉

【气味】甘，平，有小毒。

【主治】补五脏，益筋骨，和肠胃，治水气。多食宜人，作鲊尤良。曝干甚香美。（《嘉祐》）

鲨　　鱼

【释名】鮀鱼（《尔雅》）、吹沙（郭璞）、沙沟鱼（俗名）、沙鰛（音问）。

【集解】李时珍说：鲨鱼，大者长四五寸，其头尾一般大。头状似鳟，体圆似鳝，厚肉重唇。

肉

【气味】甘，平，无毒。

【主治】暖中益气。（时珍）

河　　豚

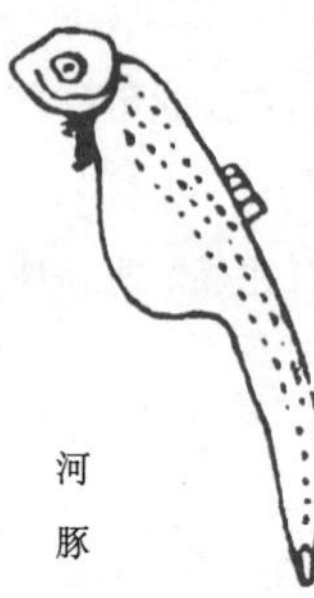
河豚

【释名】鯸鮧（一作鯸鲐）、鹕鮧（《日华》）、鯸鱼（一作鲑）、嗔鱼（《拾遗》）、吹肚鱼（俗）、气包鱼。

【集解】马志说：河豚，江、淮、河皆有之。

【气味】甘，温，无毒。

【主治】补虚，去湿气，理腰脚，去痔疾，杀虫。（《开宝》）伏硇砂。（《土宿本草》）

肝、子

【气味】有大毒。

【主治】疥癣虫疥。用子同蜈蚣烧研，香油调，搽之。（时珍）

比 目 鱼

【释名】鲽（音蝶）、鞋底鱼。

【集解】李时珍说：按郭璞云：今所在水中有之。状如牛脾及女人鞋底，细鳞紫黑色，两片相合乃得行。

【气味】甘，平，无毒。

【主治】补虚益气力。多食动气。（孟诜）

乌 贼 鱼

【释名】李时珍说：按罗愿《尔雅翼》云：九月寒乌入水，化作此鱼。有文墨可为法则，故名乌鲗。

骨

【气味】（骨）咸，微温，无毒。

【主治】主女子血枯病，伤肝唾血下血，治疟消瘿。研末，敷小儿疳疮，痘疮臭烂，丈夫阴疮，汤火伤，跌伤出血，烧存性，酒服，治妇人小户嫁痛。同鸡子黄，涂小儿重舌鹅口。同蒲黄末，敷舌肿，血出如泉。同槐花末吹鼻，止衄血。同银朱吹鼻，治喉痹。同白矾末吹鼻，治蝎螫疼痛。同麝香

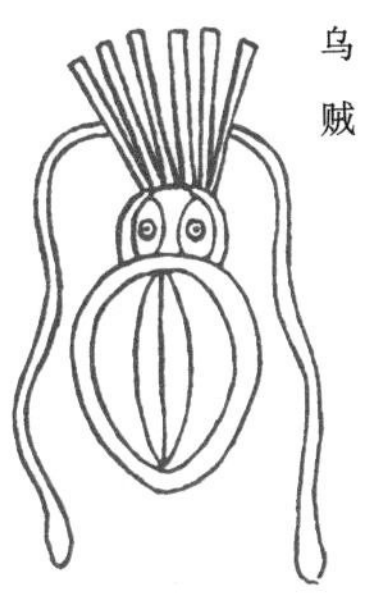
乌贼

吹耳，治聤耳有脓及耳聋。（时珍）

【发明】李时珍说：乌鲗骨，厥阴血分药也，其味咸而走血也。

【附方】跌破出血：乌贼鱼骨末，敷之。（《直指方》）

虾

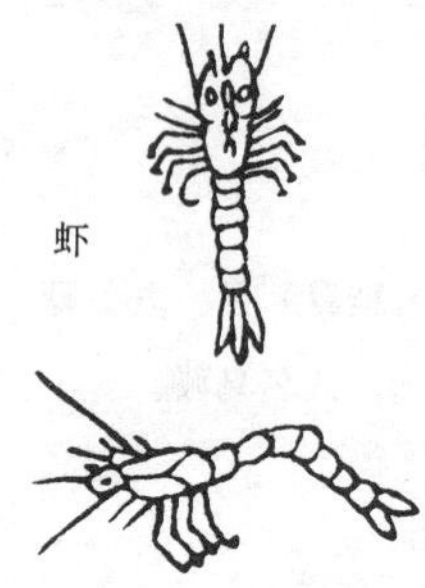

【释名】李时珍说：鰕音霞（俗作虾），入汤则红色如霞也。

【集解】李时珍说：江湖出者大而色白，溪池出者小而色青。皆磔须钺鼻，背有断节，尾有硬鳞，多足而好跃，其肠属脑，其子在腹外。

【气味】甘，温，有小毒。

【主治】五野鸡病，小儿赤白游肿，捣碎敷之。（孟诜）

【附方】补肾兴阳：用虾米一斤，蛤蚧二枚，茴香、蜀椒各四两，并以青盐化酒炙炒，以木香粗末一两和匀，乘热收新瓶中密封。每服一匙，空心盐酒嚼下，甚妙。

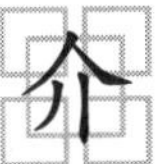
介

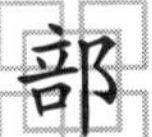
部

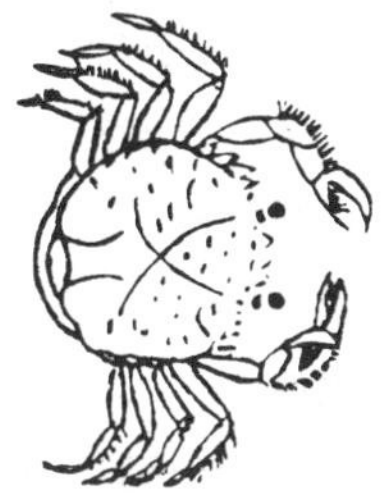

水　　龟

【集解】李时珍说：《日华》用卜龟小甲，盖取便耳。又按《经》云：龟甲勿令中湿。

【气味】甘，平，有毒。

【主治】甲：治漏下赤白，破症瘕痎疟，五痔阴蚀，湿痹四肢重弱，小儿囟不合。久服，轻身不饥。（《本经》）

【发明】李时珍说：龟、鹿皆灵而有寿。

【附方】补阴丸：用龟下甲（酒炙）、熟地黄（九蒸九晒）各六两，黄檗（盐水浸炒）、知母（酒炒）各四两，石器为末，以猪脊髓和，丸梧子大。每服百丸，空心温酒下。

鳖

【释名】团鱼。李时珍说：鳖行蹩躄，故谓之鳖。

【修治】李时珍说：按《卫生宝鉴》云：凡鳖甲，以煅灶灰一斗，酒五升，浸一夜，煮令烂如胶漆用，更佳。桑柴灰尤妙。

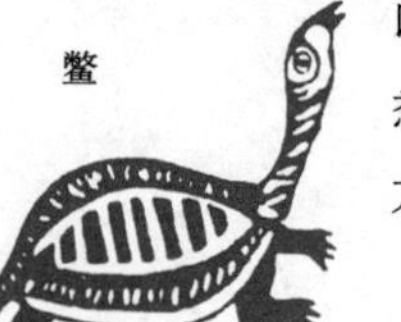
鳖

【气味】（鳖甲）咸，平，无毒。

【主治】心腹症瘕，坚积寒热，去痞疾瘜肉，阴蚀痔核恶肉。（《本经》）

【发明】李时珍说：鳖甲乃厥阴肝经血分之药，肝主血也。

蟹

【释名】螃蟹（《蟹谱》）、郭索（扬雄《方言》）、横行介士（《蟹谱》）、无肠公子（《抱朴子》）、雄曰蜋蚢，雌曰博带。（《广雅》）

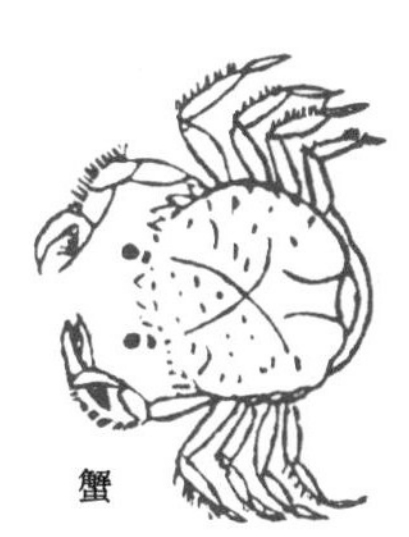
蟹

【集解】《别录》记载：蟹生伊洛池泽诸水中。取无时。

【修治】李时珍说：凡蟹生烹，盐藏糟收，酒浸酱汁浸，皆为佳品。

蟹

【气味】咸，寒，有小毒。

【主治】杀莨菪毒，解鳝鱼毒、漆毒，治疟及黄疸。捣膏涂疥疮、癣疮。捣汁，滴耳聋。（时珍）

石　蟹

【主治】捣敷久疽疮，无不瘥者。（藏器）

【发明】唐慎微说：蟹非蛇鳝之穴无所寄。

【附方】骨节离脱：生蟹捣烂，以热酒倾入，连饮数碗，其渣涂之。半日内，骨内谷谷有声即好。干蟹烧灰，酒服亦好。（唐瑶《经验方》）

蟹　爪

【主治】破胞堕胎。（《别录》）

【附方】下胎蟹爪散：治妊妇有病欲去胎。用蟹爪二合，桂心、瞿麦各一两，牛膝二两，为末。空心温酒服一钱。（《千金》）

壳

【主治】烧存性，蜜调，涂冻疮及蜂虿伤。酒服，治妇人儿枕痛及血崩腹痛，消积。（时珍）

【附方】蜂虿螫伤：蟹壳烧存性，研末。蜜调涂之。（《证治要诀》）

盐　蟹　汁

【主治】喉风肿痛，满含细咽即消。（时珍）

牡　蛎

【释名】李时珍说：蛤蚌之属，皆有胎生、卵生。独此化生，纯雄无雌，故得牡名。曰蛎曰蠔，言其粗大也。

【修治】寇宗奭说：凡用，须泥固烧为粉，亦有生用者。

【气味】咸，平，微寒，无毒。

【主治】伤寒寒热，温疟洒洒，惊恚怒气，除拘缓鼠瘘，女子带下赤白。（《本经》）

【附方】虚劳盗汗：牡蛎粉、麻黄根、黄芪等分为末。每服二钱，水一盏，煎七分，温服，日一。（《本事方》）

蚌

【释名】李时珍说：蚌与蛤同类而异形。长者通曰蚌，圆者通曰蛤。故蚌从丰，蛤从合，皆象形也。后世混称蛤蚌者，非也。

【集解】陶弘景说：雉入大水为蜃。蜃即蚌也。

肉

【气味】甘，咸，冷，无毒。

【主治】止渴除热，解酒毒，去眼赤。（孟诜）

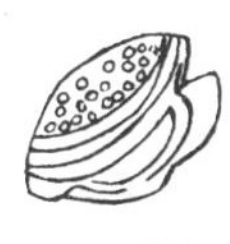

蚌　粉

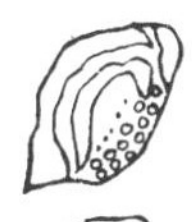

【气味】咸，寒，无毒。

【主治】诸疳，止痢并呕逆。醋调，涂痈肿。（《日华》）

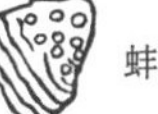

蚌

【发明】李时珍说：蚌粉与海蛤粉同功，皆水产也。

【附方】雀目夜盲遇夜不能视物。用建昌军螺儿蚌粉三钱，为末，水飞过，雄猪肝一叶，披开纳粉扎定，以第二米泔煮七分熟，仍别以蚌粉蘸食，以汁送下。一日一作。与夜明砂同功。（《直指方》）

蚬

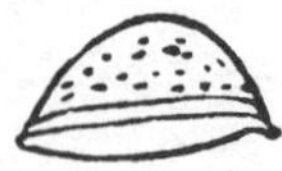

蚬

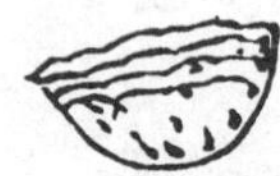

【释名】扁螺。

【集解】陈藏器说：处处有之。小如蚌，黑色。能候风雨，以壳飞。

肉

【气味】甘，咸，冷，无毒。

【主治】治时气，开胃，压丹石药毒及疔疮，下湿气，通乳，糟煮食良。生浸取汁，洗疔疮。（苏恭）

烂　壳

【气味】咸，温，无毒。

【主治】化痰止呕，治吞酸心痛及嗽。烧灰，涂一切湿疮，与蚌粉同功。（时珍）

【附方】痰喘咳嗽：用白蚬壳（多年陈者）烧过存性，为极细末。以米饮调服一钱，日三服。（《急救方》）

蛤　蜊

【释名】李时珍说：蛤类之利于人者，故名。

【集解】汪机说：蛤蜊，生东南海中，白壳紫唇，大二三寸者。闽、浙人以其肉充海错，亦作为酱醯。

海　螺

【释名】流螺（《图经》）、假猪螺（《交州记》）、厣名甲香。

【集解】苏颂说：海螺即流螺，厣曰甲香，生南海。今岭外、闽中近海州郡及明州皆有之，或只以台州小者为佳。

肉

【气味】甘，冷，无毒。

【主治】目痛累年，或三四十年。生螺，取汁洗之；或入黄连末在内，取汁点之。（藏器）

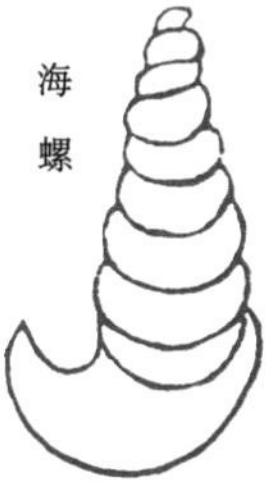

海螺

甲　香

【修治】雷敩说：凡使，用生茅香、皂角同煮半日，石臼捣筛用之。

【气味】咸，平，无毒。

【主治】心腹满痛，气急，止痢下淋。（《唐本》）

田　螺

【集解】陶弘景说：田螺生水田中，及湖渎岸侧。

肉

【气味】甘，大寒，无毒。

【主治】目热赤痛，止渴。（《别录》）

【附方】酒醉不醒：用水中螺、蚌，葱、豉煮食饮汁，即解。（《肘后》）

壳

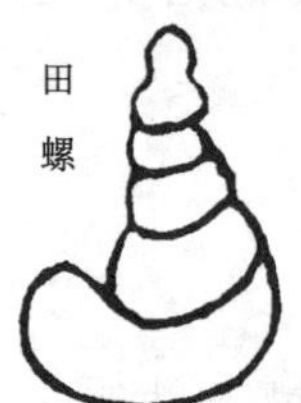

【气味】甘，平，无毒。

【主治】烧研，主尸疰心腹痛，失精。水渍饮汁，止泻。（《别录》）

【附方】心脾痛不止者，水甲散主之。用田螺壳（溪间者亦可），以松柴片层层叠上，烧过火，吹去松灰，取壳研末。以乌沉汤、宽中散之类，调服二钱，不传之妙。（《集要》）

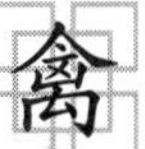
禽

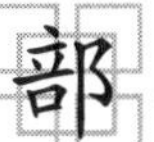
部

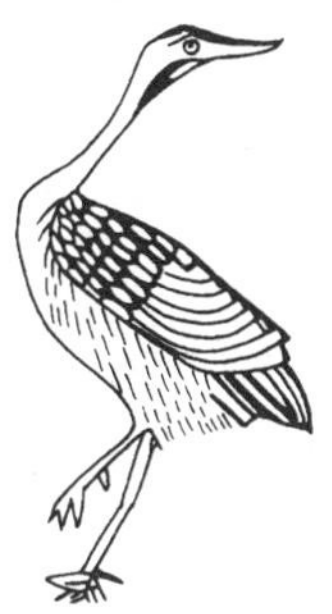

鹤

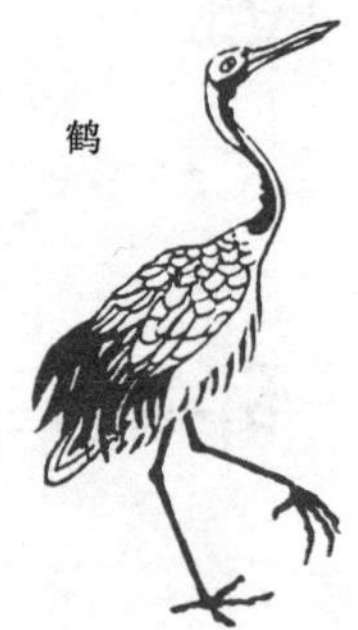

【释名】仙禽（《纲目》）、胎禽。

【集解】掌禹锡说：鹤有玄有黄，有白有苍。入药用白者，他色次之。

白 鹤 血

【气味】咸，平，无毒。

【主治】益气力，补虚乏，去风益肺。（《嘉祐》）

【发明】掌禹锡说：按《穆天子传》云：天子至巨蒐氏，巨蒐之人献白鹤之血饮之。云益人气力也。

脑

【主治】和天雄、葱实服之，令人目明，夜能书字。（《抱朴》）

卵

【气味】甘，咸，平，无毒。

【主治】预解痘毒，多者令少，少者令不出。每用一枚煮，与小儿食之。（时珍 出《活幼全书》）

骨

【主治】酥炙，入滋补药。（时珍）

肫中砂石子

【主治】磨水服，解蛊毒邪。（《嘉祐》）

鹳

【释名】皂君（《诗疏》）、负釜（同）、黑尻（同）。

【集解】弘景曰：鹳有两种：似鹄而巢树者为白鹳，黑色曲颈者为乌鹳。今宜用白者。

骨

鹳

【气味】甘，大寒，无毒。

【主治】鬼蛊诸疰毒，五尸心腹痛。（《别录》）

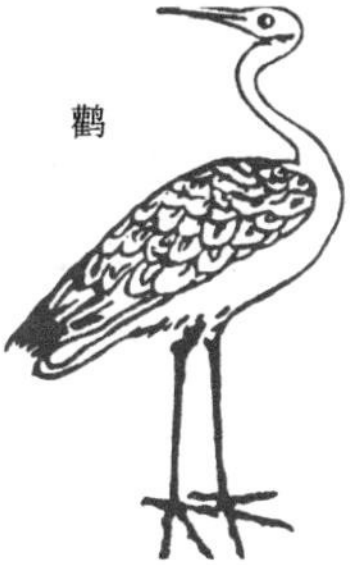

脚骨及嘴

【主治】喉痹飞尸，蛇虺咬，及小儿闪癖，大腹痞满，并煮汁服之，亦烧灰饮服。（藏器）

卵

【主治】预解痘毒，水煮一枚，与小儿啖之，令不出痘，或出亦稀。（时珍 出《活幼全书》）

屎

【主治】小儿天钓惊风，发歇不定。炒研半钱，入牛黄、麝香各半钱，炒蝎五枚，为末。每服半钱，新汲水服。（时珍）

鸩　鹙

【释名】扶老（《古今注》）、鹙鸶（俗作鹚鸶）。

【集解】时珍曰：秃鹙，水鸟之大者也。出南方有大湖泊处。

肉

【气味】咸，微寒，无毒。《正要》曰：甘，温。

【主治】补中益气，甚益人，炙食尤美。作脯馐食，强气力，令人走及奔马（时珍　出《饮膳正要》，及《古今注》《禽经》）。

髓

【气味】甘，温，无毒。

【主治】补精髓。（《正要》）

喙

【主治】鱼骨哽。（汪颖）

毛

【主治】解水虫毒。（时珍 出《埤雅》）

鹅

【释名】家雁（《纲目》）、舒雁。

【集解】李时珍说：江淮以南多畜之。有苍、白二色，及大而垂胡者。

白 鹅 膏

【气味】甘，微寒，无毒。

【主治】灌耳，治卒聋。（《别录》）

肉

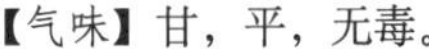

【气味】甘，平，无毒。

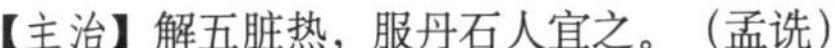

【主治】解五脏热，服丹石人宜之。（孟诜）

【发明】陈藏器说：苍鹅食虫，主射工毒为良；白鹅不食虫，止渴为胜。

臎

【主治】涂手足皴裂。纳耳中，治聋及聤耳。（《日华》）

血

【气味】咸，平，微毒。

【主治】中射工毒者，饮之，并涂其身。（陶弘景）

胆

【气味】苦，寒，无毒。

【主治】解热毒及痔疮初起，频涂抹之，自消。（时珍）

【附方】痔疮有核：白鹅胆二三枚，取汁，入熊胆二分，片脑半分，研匀，瓷器密封，勿令泄气。用则手指涂之，立效。（刘氏《保寿堂方》）

卵

【气味】甘，温，无毒。

【主治】补中益气。多食发痼疾。（孟诜）

涎

【主治】咽喉谷贼。（时珍）

【发明】李时珍说：案洪迈《夷坚志》云：小儿误吞稻芒，着咽喉中不能出者，名曰谷贼。惟以鹅涎灌之即愈。盖鹅涎化谷相制耳。

雁

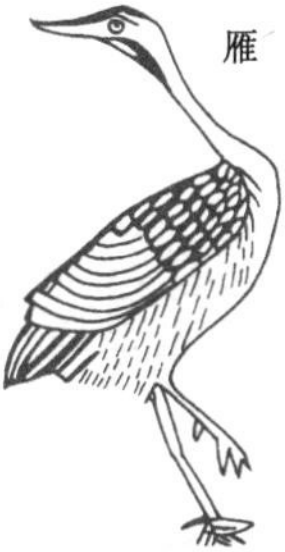

【释名】鸿。

【集解】《别录》记载：雁生江南池泽，取无时。

肪

【气味】甘，平，无毒。

【主治】风挛拘急偏枯，血气不通利。久服益气不饥，轻身耐老。（《本经》《心镜》云：上证，用肪四两炼净。每日空心暖酒一杯服一匙）

【附方】生发：雁肪日日涂之。（《千金方》）

鹜

【释名】鸭（《说文》）、舒凫（《尔雅》）、家凫（《纲目》）、䳜䴽（音末匹）。

【集解】时珍曰：按《格物论》云：鸭，雄者绿头文翅，雌者黄斑色。但有纯黑、纯白者。又有白而乌骨者，药食更佳。

鹜　肪（白鸭者良，炼过用）

【气味】甘，大寒，无毒。思邈曰：甘，平。

【主治】风虚寒热，水肿。（《别录》）

【附方】瘰疬汁出不止。用鸭脂调半夏末敷之。（《永类方》）

肉

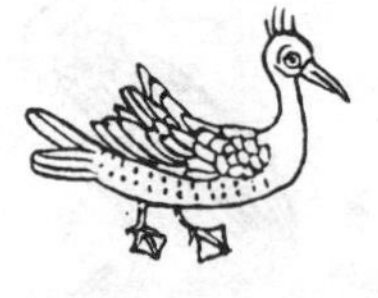

鹜

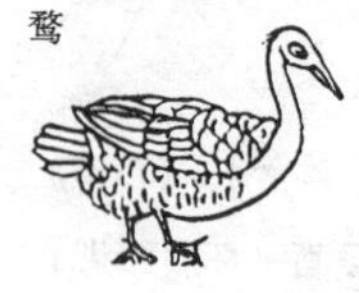

【气味】甘，冷，微毒。

【主治】补虚除客热，和脏腑，利水道，疗小儿惊痫。（《别录》）

【发明】刘完素曰：鹜之利水，因其气相感而为使也。

【附方】白凤膏葛可久云：治久虚发热，咳嗽吐痰，咳血，火乘金位者。用黑嘴白鸭一只，取血入温酒量饮，使直入肺经以润补之。将鸭干挦去毛，胁下开窍去肠拭净，入大枣肉二升，参苓平胃散末一升，缚定。用沙瓮一个，置鸭在内，以炭火慢煨。将陈酒一瓶，作三次入之。酒干为度，取起，食鸭及枣。频作取愈。（《十药神书》）

鸳鸯

【释名】黄鸭（《纲目》）、匹鸟。

【集解】时珍曰：鸳鸯，凫类也，南方湖溪中有之。栖于土穴中，大如小鸭，其质杏黄色，有文采，红头翠鬣，黑翅黑尾，红掌，头有白长毛垂之至尾。

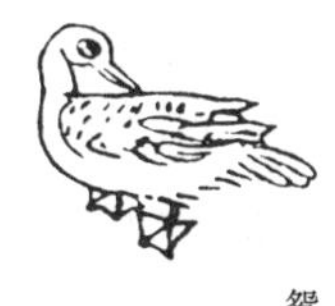

鸳鸯

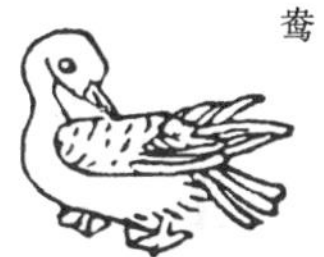

肉

【气味】咸，平，有小毒。

【主治】炙食，治梦寐思慕者。(孙思邈)

【附方】血痔不止：鸳鸯一只，治净切片，以五味、椒、盐腌炙，空心食之。（《奉亲养老方》）

鸥

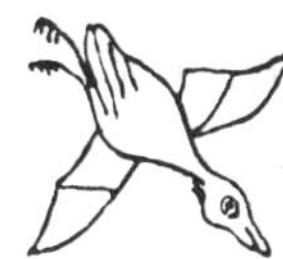

鸥

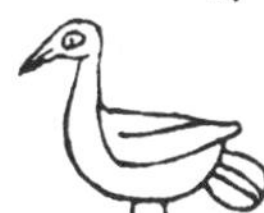

【释名】鹥（音医）。水鸮。

【集解】时珍曰：鸥生南方江海湖溪间。形色如白鸽及小白鸡，长喙长脚，群飞耀日，三月生卵。罗氏谓青黑色，误矣。

肉

【气味】缺。

鸡

【释名】（嗉）鸡内金。

【气味】甘，平，无毒。

【主治】泄痢。（《本经》）

【发明】小便遗失：用鸡膍胵一具，并肠烧存性，酒服。男用雌，女用雄。（《集验》）

雉

【释名】野鸡。

【集解】时珍曰：雉，南北皆有之。形大如鸡，而斑色绣翼。

肉

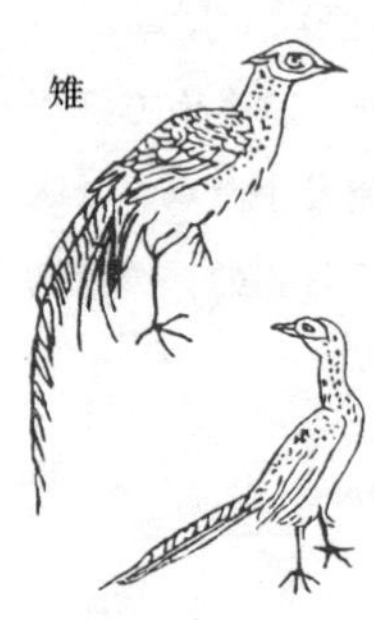
雉

【气味】酸，微寒，无毒。

【主治】补中，益气力，止泄痢，除蚁瘘。（《别录》）

【发明】时珍曰：雉肉，诸家言其发痔，下痢人不可食，而《别录》用治痢、瘘何邪？盖雉在禽上应胃土，故能补中；而又食虫蚁，故能治蚁瘘，取其制伏耳。若久食及食非其时，则生虫有毒，故不宜也。

【附方】消渴饮水小便数。用野鸡一只、五味煮取（三升已来）汁饮之。肉亦可食，甚效。（《食医心镜》）

经典国学口袋书

01 周易
02 道德经
03 庄子
04 论语
05 孟子
06 大学・中庸
07 孙子兵法
08 三十六计
09 百战奇略
10 六韬・三略
11 山海经
12 左传
13 战国策
14 史记・本纪
15 史记・世家
16 史记・列传
17 汉书
18 后汉书
19 三国志
20 吕氏春秋
21 资治通鉴
22 中国通史
23 中华上下五千年
24 贞观政要
25 中国古代文化常识
26 中国古代名言警句
27 徐霞客游记
28 容斋随笔
29 金刚经
30 忍经・劝忍百箴
31 忠经・孝经
32 智囊
33 梦溪笔谈
34 本草纲目
35 黄帝内经
36 菜根谭
37 小窗幽记
38 颜氏家训
39 围炉夜话
40 曾国藩家书
41 诗经
42 楚辞
43 古诗
44 唐诗三百首
45 宋词三百首
46 元曲三百首
47 千家诗
48 豪放词
49 婉约词
50 世说新语
51 笑林广记
52 古文观止
53 唐宋八大家散文
54 诸子百家名句赏析
55 四书五经名句赏析
56 二十五史名句赏析
57 古代散文名句赏析
58 古代诗词名句赏析
59 红楼梦诗词名句赏析
60 阅微草堂笔记
61 闲情偶寄
62 三字经・百家姓
63 幼学琼林
64 声律启蒙・弟子规
65 千字文・增广贤文
66 对联
67 俗语
68 谚语
69 歇后语
70 格言联璧
71 中华寓言故事
72 中华典故故事
73 中华成语故事
74 中国十大喜剧故事
75 中国十大悲剧故事
76 中国皇帝传
77 中国皇后传
78 中国宰相传
79 中国将帅传
80 白话聊斋

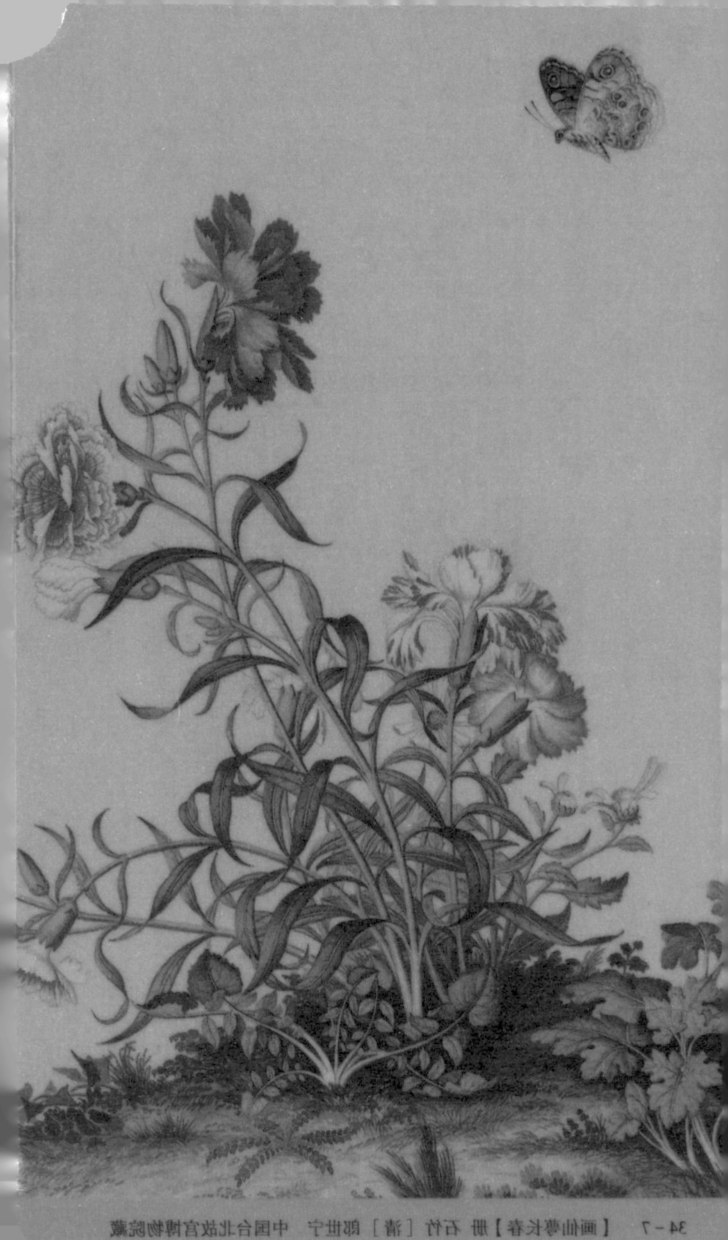

34－7 【画仙萼长春】册 石竹 ［清］郎世宁 中国台北故宫博物院藏

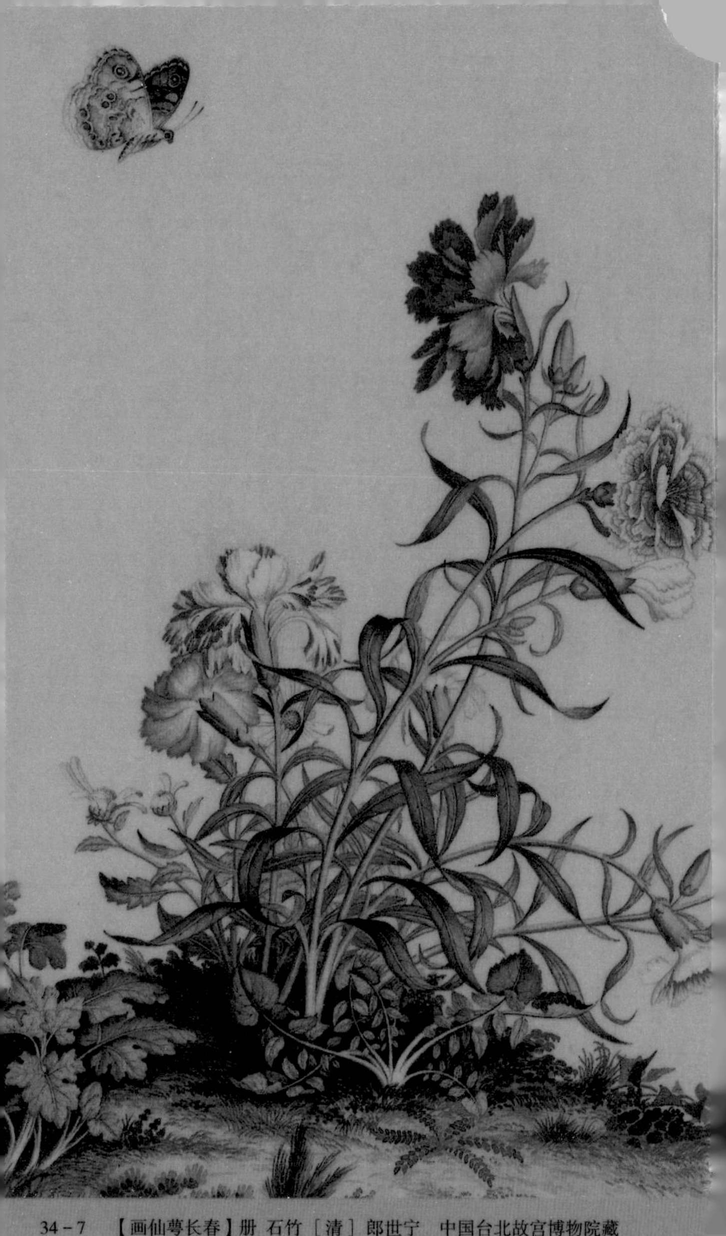

34－7　【画仙萼长春】册　石竹［清］郎世宁　中国台北故宫博物院藏